췌장암 100문 100답

간담도췌장암센터 지음

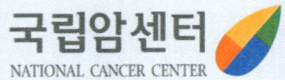

발간사

　암은 현재 우리나라 사망 원인 1위 질병이며, 인구 고령화에 따라 암 발생이 꾸준히 증가하고 있습니다. 국립암센터는 2000년에 설립되고 2001년에 개원한 이후 연구소, 부속병원, 국가암관리사업본부와 국제암대학원대학교를 아우르는 세계 유일의 암 전문기관으로 자리매김하며 '세계 최고의 국립암센터'라는 비전을 품고 국민을 암으로부터 보호하며 암 환자의 삶의 질을 향상시키기 위해 최선을 다하고 있습니다.

　암 치료는 암을 올바르게 이해하는 것에서부터 시작됩니다. 국립암센터는 국가 암 관리 책임을 맡은 국가중앙기관으로서, 암에 대한 정확한 정보를 제공하고 예방과 관리에 대한 인식을 확산시키며 건강생활 실천 향상을 도모하기 위해 '국가암정보센터'를 운영하고 있습니다. 또한, 암 환자와 가족들이 암을 진단받고 치료하는 과정에서 근거가 빈약한 의학 정보에 휩쓸리지 않도록 돕고자, 다학제 의료진이 오랜 기간에 걸쳐 축적해 온 경험과 의학 지식을 집약해《100문100답》총서를 발간해 왔습니다. 지금까지 위암, 대장암, 유방암, 폐암, 자궁암, 난소암·난관암·복막암, 전립선암, 신장암, 뇌종양, 갑상선암, 소아암, 육종암, 유전성암 등에 대한《100문 100답》을 발간했으며, 질환별로 증상과 진단, 치료와 건강관리 등 암 환자와 가족들은 물론 일반인들도 궁금해 하는 점을 중심으로 이해하기 쉽게 구성했습니다.

췌장암은 우리나라 암 발생 8위, 암 사망 5위를 차지하며 발생률이 증가 추세에 있습니다. 하지만 췌장암 진단을 사형 선고로 받아들이고 적극적인 치료를 포기하는 경우가 빈번한 게 안타까운 현실입니다. 따라서 《췌장암 100문 100답》은 췌장암에 대한 고정관념을 깨기 위해 췌장암의 진단과 치료에 대한 의학적 근거와 기준은 물론, 췌장암의 원인과 예방, 조기진단에 대해 자주 묻는 질문들과 심리·영양·치료비 지원, 그리고 한 발 나아가 췌장암 극복을 위해 참여할 수 있는 활동들에 대한 내용을 담았습니다.

끝으로, 연구와 진료로 바쁜 시간을 쪼개어 원고 작성에 최선을 다해 주신 집필진께 감사드립니다. 《췌장암 100문 100답》이 환자와 가족 그리고 우리나라 국민 모두가 췌장암에 관심을 갖고 올바로 이해하는 데 큰 도움이 되기를 바랍니다.

국립암센터 원장
서 홍 관

책머리에

췌장암이 증가하고 있습니다. 다른 암보다 빠른 증가율을 보이고 있어서 2030년쯤 되면 현재의 약 1.8배(연간 12,000명 이상), 2040년에는 2.4배(연간 16,000명 이상)에 이를 것으로 전망되고 있습니다. 치사율이 높은 암이기 때문에 암 사망자 수에서 2030년경 췌장암이 2위를 차지할 것으로 예측하는 연구 결과도 발표되고 있습니다. 특히 여성 환자의 발생률 증가폭이 남성보다 크게 나타나고 있습니다. 췌장암은 더 이상 드문 암이 아니라 주변에서 흔히 볼 수 있으므로 국민들에게 췌장암에 대한 올바른 지식을 전달해야 할 시점에 이르렀습니다.

췌장암은 어려운 병입니다. 아직도 치료를 통해 병에서 벗어나는 환자보다 병의 진행으로 사망하는 환자의 수가 월등히 많습니다. 환자의 절반 정도가 진단 당시에 이미 전신에 암이 퍼져 있어서, 많은 환자가 진단과 동시에 포기해 버리던 암이었습니다. 특히 고령층에서 주로 발병해서 치료할 수 있는 상태에서 발견되더라도 자포자기의 심정으로 치료를 시작하지 않는 환자들이 많았습니다. 하지만 그동안 정체되어 있던 치료 성적이 조금씩 좋아지고 있습니다. 포기하는 암에서 치료해 볼 만한 암으로 변화하고 있습니다. 췌장에만 국한되어 있는 암일 경우 절제수술 후 항암치료를 병합하면 약제에 따라 강력한 치료 효과를 보이는 경우도 있습니다. 각종 항암제의 병합요법이 좋은 성적을 보이면서 수술이 불가능하던 환자들도 수술이 가능해지고 있습니다. 따라서 이제는 치료받을 수 있는 암이라는 희망을 보여주고 가급적 많은 환자를 치료의 영역으로 이끌고 나와야 할 때입니다.

   십 수 년 동안 국립암센터에서 췌장암 환자를 진료하면서 가장 많이 듣는 말이 "췌장암은 가망이 없다고 하던데요", "췌장 수술하면 일찍 죽는다던데요", "난 아무 증상이 없는데 왜 췌장암이죠?" 등이었습니다. '카더라'로 일관된 인터넷 정보의 홍수 속에서 환자들이 길을 잃지 않고 올바른 치료의 길로 들어서도록 도와 드리고 싶었습니다. 짧은 진료 시간에 다 대답해 드리지 못한 환자들의 궁금증을 이 책을 통해 대답해 드리고 싶었습니다. 그렇게 《췌장암 100문 100답》이 제작되었습니다. 이 책에서는 췌장암의 발생, 원인과 예방, 진단, 치료와 같은 의학적 정보는 물론이고 심리지원, 영양지원, 사회적 지원, 췌장암 캠페인과 같은 의학 외적인 부분에 대해서도 다루고 있습니다. 치료 과정에서 만나는 다양한 분야의 궁금증을 해소해 드리고자 노력했습니다. 아무쪼록 이 책을 통해 췌장암 환자 및 가족들이 진단부터 치료 과정 중에 생기는 궁금증이나 불안감을 해소하며 희망을 잃지 않고 적극적으로 치료에 집중할 수 있기를 바랍니다.

국립암센터
간담도췌장암센터장
한 성 식

CONTENTS

췌장암의 일반적 이해

01. 췌장은 우리 몸 어디에 있나요? 어떻게 생겼고 얼마나 큰가요? 13
02. 췌장은 무슨 기능을 하는 장기인가요? 14
03. 췌장암이란 무엇인가요? 간단히 설명해 주세요. 14
04. 췌장암은 담낭, 담도암과 다른 병인가요? 16
05. 우리나라는 췌장암 환자가 얼마나 발생하나요? 17
06. 여성 췌장암 환자가 증가한다고 하는데 이유가 무엇인가요? 19

췌장암의 원인과 예방

07. 췌장암은 왜 생기나요? 20
08. 가족성 췌장암은 무엇인가요? 21
09. 40대 이하의 젊은 사람은 췌장암을 걱정할 필요가 없나요? 22
10. 당뇨병 환자는 췌장암에 잘 걸리나요? 23
11. 담배가 췌장암의 원인이라는데 지금 끊으면 될까요? 24
12. 음주도 췌장암의 원인인가요? 25
13. 고지방 고칼로리 식이는 췌장암 발생을 증가시키나요? 25
14. 췌장염을 앓은 적이 있는 사람은 췌장암에 걸릴 위험이 높은가요? 26
15. 췌장에 물혹이 있다고 하는데 두고 봐도 괜찮은가요? 27
16. 췌장암을 예방하는 음식, 생활습관이 있나요? 28

췌장암의 증상

17. 췌장암의 증상은 어떤 것이 있나요? 30
18. 황달은 어떻게 알 수 있나요? 황달이 있으면 모두 췌장암인가요? 31
19. 췌장암으로 인한 복부 통증은 어떤 특징이 있나요? 33
20. 허리가 아픈데 췌장암 검사를 해보아야 하나요? 34
21. 체중감소의 기준은 무엇이고 췌장암에서 체중이 감소하는 이유는 무엇인가요? 35

췌장암의 진단

22. 췌장암은 왜 조기에 발견하기 어려울까요? 37
23. 췌장암을 조기에 발견하기 위해서는 어떻게 해야 하나요? 37
24. 췌장암 진단을 위해서는 어떤 검사를 하나요? 38
25. 혈액검사로 췌장암을 진단할 수는 없나요? 39
26. 건강검진에서는 췌장암을 발견할 수 없나요? 40
27. 조직검사는 꼭 해야 하나요? 41
28. 조직검사는 어떻게 하나요? 42
29. 초음파내시경은 어떤 시술이고 장단점이 무엇인가요? 43
30. 내시경적 역행성 담췌관조영술은 어떤 시술이고 장단점이 무엇인가요? 45
31. 조직검사는 안전하고 정확한가요? 47

CONTENTS

32. 췌장암을 진단하기 위해서는 CT와 MRI 검사 중에 어떤 것을
해야 하나요?   48

33. 복부초음파 검사로는 췌장암을 진단할 수 없나요?   50

34. PET/CT 검사란 무엇인가요?   51

35. PET/CT 검사는 췌장암 치료 과정에서 어떤 역할을 하나요?   52

췌장암의 수술적 치료

36. 췌장암은 병원의 무슨 과에서 치료하나요?   54

37. 췌장암 수술은 어려운 수술이라는데 수술을 꼭 받아야 하나요?
수술하면 완치될 수 있나요?   55

38. 췌장암 수술은 큰 수술이라는데 얼마나 위험한가요? 나이도 많고,
당뇨병과 고혈압이 있는데, 수술을 받을 수 있나요?   56

39. 췌장암 수술이 가능한지는 어떻게 알 수 있나요?   57

40. 췌장암일 경우 췌장 이식 수술을 하면 안 되나요?   59

41. 수술 전 검사와 주의 사항은 무엇인가요?   60

42. 복강경이나 로봇으로 수술해도 되나요?   60

43. (유문보존)췌십이지장 절제술은 어떤 수술인가요?   61

44. 원위부 췌장 절제술은 어떤 수술인가요?   63

45. 췌전절제술은 어떤 수술인가요?   63

46. 췌장암인데 십이지장, 담도, 비장 등은 왜 절제하나요?   64

47. 췌장암 수술 시간은 얼마나 걸리며 입원 기간은 얼마나 되나요? 64

48. 수술 후 상처는 어느 정도 생기고 어떻게 관리하나요? 65

49. 수술 후 배액관은 왜 가지고 나오고 어떻게 관리해야 하나요? 66

50. 수술 후 통증은 어떻게 조절하고 언제부터 밥 먹고 걸을 수 있나요? 66

51. 수술 후 합병증이 많다고 하는데 대표적인 합병증은 무엇이며
    왜 이런 합병증이 생기나요? 68

52. 수술로 췌장을 떼어내도 살아가는 데 지장이 없나요? 69

53. 췌장암 환자로 수술을 했는데 퇴원 후 주의할 사항을 알려 주세요. 70

췌장암의 항암제 치료

54. 항암 치료의 역할은 무엇인가요? 71

55. 항암제 치료는 어떻게 하는 건가요? 72

56. 항암제 치료 중 부작용이 생기면 어떻게 하나요? 73

57. 수술 안 하고 항암치료만 하는 경우는 언제인가요? 74

58. 전이성 췌장암에서 많이 사용하는 항암제에는 어떤 종류가 있나요? 75

59. 항암제 치료 중에 약제를 변경하는 경우는 어떤 경우인가요? 76

60. 수술보다 항암치료를 먼저 받는 경우도 있나요? 76

61. 수술했는데 항암치료를 추가로 해야 하나요? 78

62. 항암치료의 임상 연구 대상이 되라고 하는데 해야 하나요? 79

CONTENTS

63. 항암제 치료를 얼마나 오래 하나요? 81

64. 항암제 치료를 했는데 치료 효과가 없으면 어떻게 하나요? 81

65. 고령이라도 항암제 치료를 견딜 수 있나요? 82

66. 항암제는 부작용이 많다고 하는데 흔한 부작용은 무엇이며 부작용을 줄일 수 있는 방법은 무엇인가요? 83

67. 표적 치료제란 무엇인가요? 89

68. 정밀 치료란 무엇인가요? 90

69. 면역 항암 치료란 무엇인가요? 91

췌장암의 방사선 치료

70. 방사선 치료는 언제 할 수 있나요? 93

71. 양성자 치료는 무엇인가요? 94

72. 항암제 치료, 방사선 치료를 다 해야 하나요? 97

췌장암의 재발과 치료

73. 깨끗하게 수술이 되었다고 했는데 재발이 왜 발생하나요? 99

74. 수술하고 5년이 지났는데도 계속 병원에 와야 하나요? 100

75. 췌장암 수술 후 흔하게 재발되는 곳은 어디인가요? 100

76. 췌장암이 재발하면 어떻게 치료하나요?   101

77. 췌장암이 재발하면 얼마나 살 수 있나요?   102

췌장암의 예후

78. 췌장암은 예후가 얼마나 안 좋은가요?   103

79. 췌장암이 예후가 안 좋은 이유는 뭔가요?   105

80. 췌장암의 예후에 영향을 주는 요소들은 어떤 것이 있나요?   106

81. 예후가 좋은 종류의 췌장암도 있나요?   108

82. 조기 췌장암이라는 것이 있나요? 조기 췌장암은 예후가 좋나요?   108

83. 치료를 안 받으면 얼마나 살 수 있나요?   109

호스피스 완화의료

84. 췌장암은 통증이 심하다는데, 통증은 어떻게 치료하나요?   111

85. 췌장암 말기 환자인데 식사량이 자꾸 줄어듭니다. 어떻게 해야 하나요?   112

86. 호스피스 완화의료란 무엇인가요?   113

87. 호스피스 완화의료를 어떻게 이용하나요?   114

88. 호스피스 완화의료 병동에는 언제 입원해야 하나요? 임종이 가까울 때 입원하나요?   114

89. 요양병원과 호스피스 완화의료 병동은 어떻게 다른가요?   115

CONTENTS

췌장암 환자의 심리·영양·치료비 지원

90. 췌장암 진단을 받고 하늘이 무너지는 것 같았습니다.
그런데 시간이 지나면서 '왜 하필 이런 병이 나에게 생겼나?'
하는 생각에 화가 나고, 짜증이 납니다. 어떻게 하는 것이 좋을까요? 116

91. 환자에게 췌장암이라는 사실을 알리는 것이 좋나요,
숨기는 것이 좋은가요? 117

92. 췌장암 치료는 잘 되고 있다는데, 우울한 기분이 들어요.
어떻게 해야 하나요? 118

93. 췌장암 환자에게 좋은 음식과 좋지 않은 음식을 알려주세요. 120

94. 췌장암 항암제 치료 중인데 권장되는 음식과 피해야 할 음식이 있나요? 121

95. 췌장암 수술 후 소화가 잘 되지 않습니다. 어떻게 먹어야 할까요? 124

96. 췌장암 진단 후 혈당 조절이 잘 되지 않습니다. 어떻게 먹어야 할까요? 124

97. 면역력을 향상시킨다는 약을 주변에서 권하는데 먹어도 되나요? 125

98. 췌장암은 치료비용이 많이 드는 암이라는데 경제적으로 어려울 경우
어떤 지원을 받을 수 있나요? 126

췌장암 극복을 위한 췌장암 캠페인

99. 췌장암 캠페인은 무엇이며, 하는 이유는 무엇인가요? 129

100. 췌장암을 정복하기 위해 우리 사회와 국민들이 해야 할 일이
무엇인가요? 131

췌장암의
일반적 이해

01 췌장은 우리 몸 어디에 있나요? 어떻게 생겼고 얼마나 큰가요?

췌장은 길이 약 15cm의 가늘고 긴 권총 모양의 장기입니다. 위(胃)의 뒤에 위치해 십이지장과 연결되고, 비장(지라)과 인접해 있습니다. 췌장은 머리와 몸통, 꼬리 세 부분으로 나뉩니다. 십이지장에 가까운 인체의 오른쪽 부분(보다 굵은 부분)이 머리이고 중간이 몸통, 왼쪽의 가느다란 부분이 꼬리입니다.

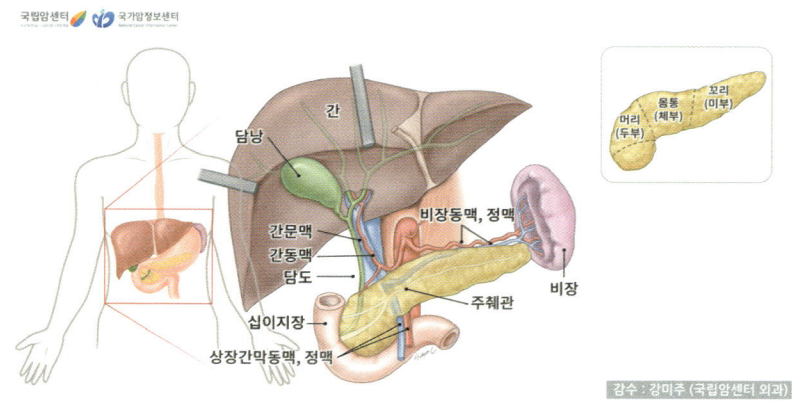

그림 1. 췌장의 위치 및 주변 장기와의 관계

02 췌장은 무슨 기능을 하는 장기인가요?

췌장의 가장 중요한 역할 두 가지는 첫째, 단백질, 지방, 탄수화물을 분해하는 소화액을 분비하는 것(외분비 기능)이고, 둘째, 혈당을 조절하는 인슐린을 분비하는 것(내분비 기능)입니다. 우선 췌장의 외분비 기능은 췌관을 통해 십이지장으로 소화액(췌액)을 분비하는 것입니다. 소화에 관여하는 췌액은 췌장의 선방(腺房) 세포에서 만들어지고, 아밀라아제(amylase), 리파아제(lipase), 트립신(trypsin) 등 다양한 소화효소를 함유하고 있습니다. 음식물이 위에서 십이지장으로 넘어오면 췌장에서 췌액을 분비하여 탄수화물, 단백질, 지방을 분해하고 소화를 돕습니다. 다음으로 내분비 기능은 호르몬을 혈관 내로 분비하는 기능입니다. 혈당 조절에 중요한 호르몬인 인슐린과 글루카곤은 췌장섬 또는 랑게르한스섬이라고 불리는 조직에서 분비됩니다. 인슐린은 우리 몸의 혈당을 떨어뜨리는 역할을, 글루카곤은 혈당을 올리는 역할을 하게 됩니다. 따라서 췌장 수술 후 내분비 기능이 저하되면, 인슐린 분비 양이 감소해 당뇨병이 발생할 수도 있는 것입니다.

03 췌장암이란 무엇인가요? 간단히 설명해 주세요.

췌장암이란 췌장에 생긴 암세포로 이루어진 종괴(덩이)입니다. 그러나 췌장에 혹(종괴)이 있다고 해서 모두 암(악성종양)은 아닙니다.

실제로 췌장에 생기는 혹 중에는 흔히 물혹이라고 부르는 낭성 종양(囊性腫瘍, 낭종)이 가장 흔하며, 장액성과 점액성 낭성종양, 췌관내 유두상 점액종양, 고형 가(假)유두상 종양, 림프 상피성 낭종 및 낭종성 기형종 같은 간엽성(間葉性) 종양 등이 있습니다. 대부분의 낭성종양은 양성질환이지만 악성인 경우도 있고, 처음에 양성이던 종양이 악성으로 변화하기도 합니다. 췌장암은 췌장에서 발생한 악성종양을 일컫는데, 췌장암의 90% 이상은 췌관의 샘세포에서 암이 생긴 췌관선암(腺癌)이며 그 외에 신경내분비종양, 선방세포암, 림프종, 전이암 등 다양한 종류가 있습니다.

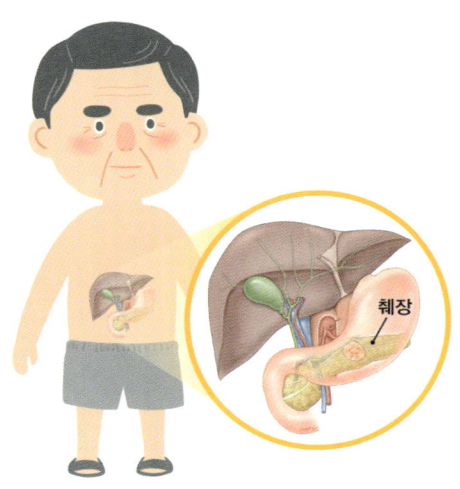

그림 2. 췌장암 모식도

04 췌장암은 담낭, 담도암과 다른 병인가요?

췌장암은 췌장의 실질에 생기는 종괴로 담낭암이나 담도암과는 다른 암입니다. 담도는 간에서 생산하는 담즙을 십이지장으로 흘려보내는 통로이고 담도 아래 부분은 췌장 안을 통과하여 췌장의 췌관과 만나 십이지장으로 연결됩니다. 담낭은 간의 하부에 붙어있는 주머니로 담도를 통해 흘러 내려오는 담즙을 중간에서 보관하는 역할을 하며 음식을 섭취하면 수축하여 담즙을 십이지장으로 내보내는 역할을 하는 기관입니다. 하지만 췌장과 담낭, 담도는 서로 인접하여 있어 암의 크기와 발생 위치에 따라 세 가지 암의 종류를 감별하기 힘든 경우도 있습니다.

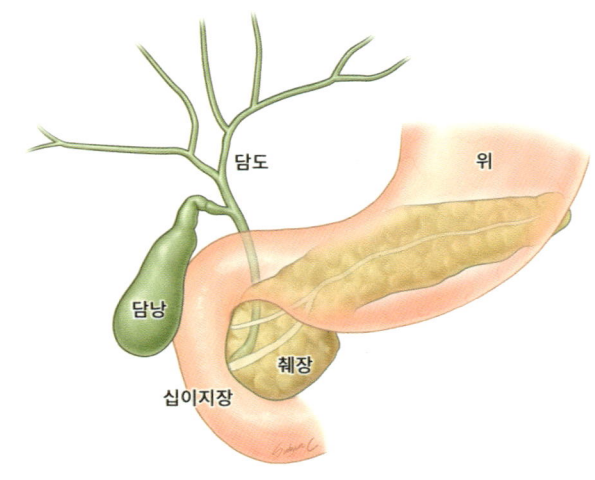

그림 3. 췌장과 주위 장기

05 우리나라는 췌장암 환자가 얼마나 발생하나요?

    2020년에 발표된 중앙암등록본부 자료에 따르면 2018년 우리나라에서는 243,837명의 암 환자가 발생했으며, 그중 췌장암 환자는 7,611명으로 전체 암 발생자 중 8위를 차지하였습니다. 이는 우리나라 전체 암 발생자의 3.1%에 해당하며, 소화기계 암 중에서 위암, 대장암, 간암에 이어 네 번째로 발생률이 높습니다.

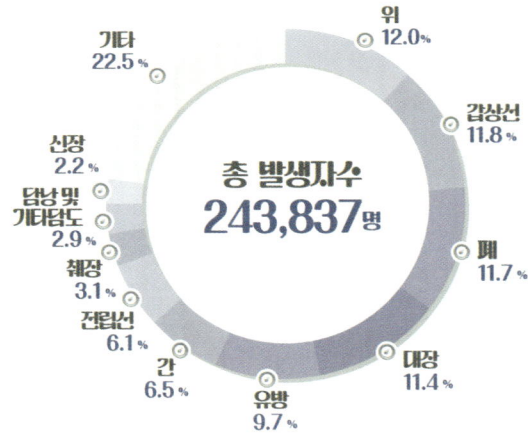

그림 4. 우리나라 주요 암종 발생분율, 남녀전체

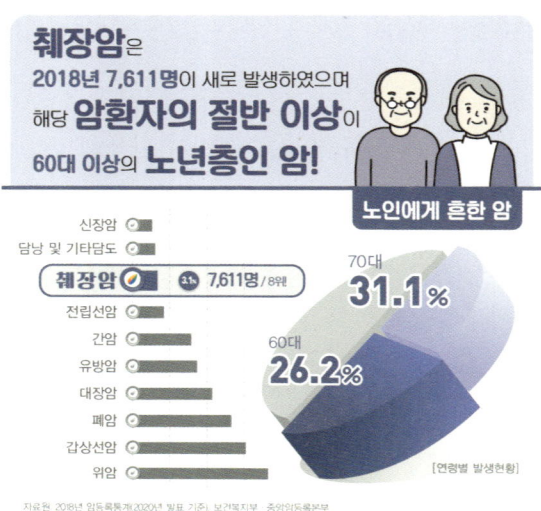

그림 5. 췌장암 발생 순위와 연령별 발생 현황

　암은 연령 증가에 따라 발생률이 높아지므로 고령화 사회가 될수록 암 환자 수는 자연스레 증가합니다. 하지만 지금과, 10년 또는 20년 전의 고령 인구 비율이 다르므로 현재와 과거의 암 발생률을 단순하게 환자 숫자로 비교할 수는 없습니다. 따라서 암 발생률의 장기적인 변화는 연령별 인구를 일정하게 맞춘 연령표준화발생률을 이용하여 파악합니다. 인구 10만 명당 췌장암의 연령표준화발생률은 1999년 5.7명에서 2018년 7.6명으로 증가 추세인데, 이것은 위암, 대장암, 간암, 자궁경부암의 발생률이 최근 10여 년간 감소 추세를 보이는 것과 대비됩니다.

06 여성 췌장암 환자가 증가한다고 하는데 이유가 무엇인가요?

췌장암은 여성보다 남성에게 더 많이 발생하는 암으로 알려져 있습니다. 그러나 최근 우리나라에서는 상대적으로 여자 환자의 비율이 점차 증가하여 남녀 비율이 1.8:1(1999~2005년)에서 1.5:1(2012~2017년)로 감소하고 있습니다. 연간 평균 연령표준화 발생률 증가폭은 남자 0.6%, 여자 2.3%로 여성에서 췌장암 발생률이 빠르게 늘고 있으며, 2018년에는 췌장암이 자궁경부암을 제치고 여성에서 7번째로 많이 생기는 암이 되었습니다. 여성의 사회 활동 증가로 인해 환경위험요소, 스트레스, 흡연 등에 노출되는 빈도가 잦아졌기 때문일 것이라 추정할 뿐, 그 이유를 아직 확실히 알 수는 없습니다.

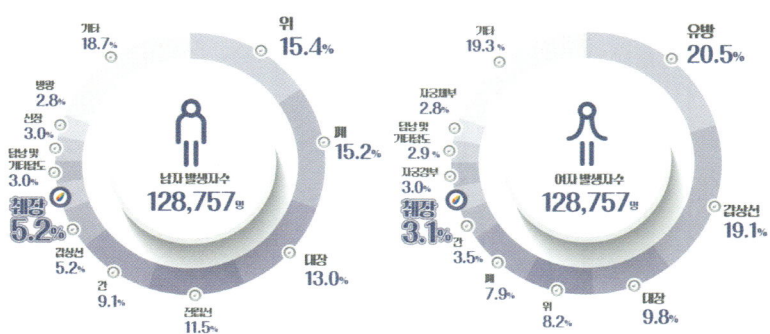

그림 6. 성별 주요 암종 발생분율

췌장암의
원인과 예방

07 췌장암은 왜 생기나요?

췌장암의 발생 원인에 대해 정확히 밝혀진 바는 없지만, 90%가 넘는 췌장암 환자에서 K-ras(케이-라스)라는 유전자 이상이 관찰되어 이것이 췌장암의 발생과 관련이 있다고 생각됩니다.

췌장암 발생의 알려진 위험인자로는 담배, 비만, 당뇨, 만성 췌장염 등 교정 가능한 위험인자와 성별, 인종, 가족성 췌장암, 유전성 암증후군 등 교정 불가능한 요인들이 거론됩니다. 육류, 포화지방 등의 식이, 과도한 음주, 감염(헬리코박터, B형간염)은 췌장암 발생과 상관관계가 있다는 보고가 있으나 그 위험도는 확실치는 않습니다. 과일, 채소, 식이섬유소, 비타민 C 등이 췌장암 예방 효과가 있다는 보고 역시 명확히 입증되지는 않았습니다.

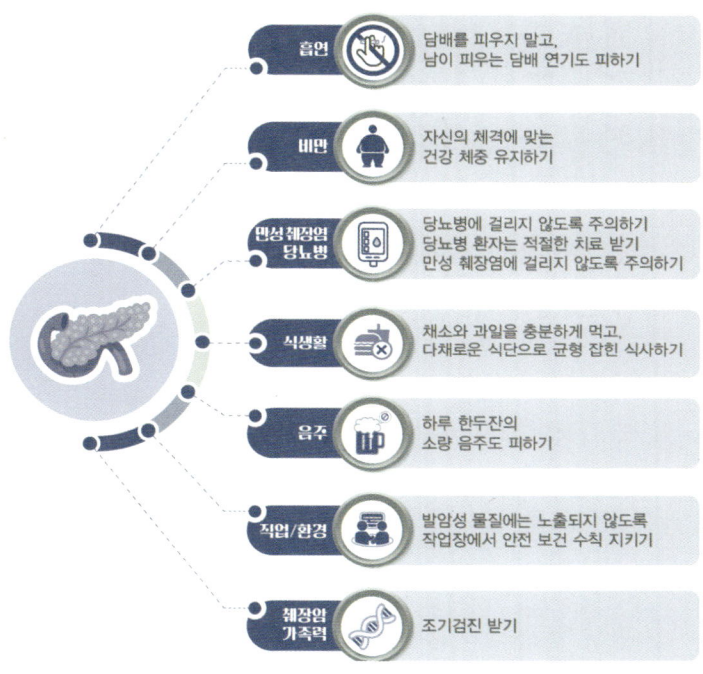

그림 7. 췌장암의 위험 요인별 생활 습관 개선

08 가족성 췌장암은 무엇인가요?

직계가족(부모, 자녀, 형제자매) 중 2명 이상이 췌장암으로 진단된 경우를 일반적으로 가족성 췌장암이라 하며, 전체 췌장암 환자의 5~10% 정도가 이에 속하는 것으로 보고됩니다. 이러한 가족성 췌장암이 있는 경우 일생에 걸쳐 췌장암의 위험도가 5배 이상 높아지는 것으로 알려져 있습니다.

가족성 췌장암의 명확한 원인은 알려져 있지 않으나, 이러한 가계에서 5~20%의 환자군에서 유전자 이상(유전자 돌연변이)이 발견됩니다. 이러한 돌연변이는 태어날 때부터 부모로부터 유전적 소인을 물려받은 생식세포 돌연변이며, 이러한 유전자로 *BRCA1, BRCA2, PALB2, CDKN2A, ATM, STK11, PRSS1* 등이 알려져 있습니다.

가족성 췌장암을 동반한 경우 췌장암 발생의 고위험군으로 이른 시기 선별검사를 받는 것이 도움이 될 수 있습니다. 고위험군에서 언제부터 선별검사를 할지 아직 정립되지 않았으나, 50세부터, 혹은 가족 중 췌장암 환자의 가장 어린 발병 연령보다 10세 이전에 시작하도록 권하고 있습니다. *STK11, CDKN2A, PRSS1* 유전자 돌연변이를 보이는 경우 유전자에 따라 30~40세 보다 이른 시기부터 적극적인 진료를 받을 것을 추천하고 있습니다.

09 40대 이하의 젊은 사람은 췌장암을 걱정할 필요가 없나요?

나이는 췌장암뿐 아니라 다른 암들의 발생에도 중요한 인자로 알려져 있습니다. 췌장암 발생률은 높은 연령대에서 크게 증가합니다. 일반적으로 췌장암 발생의 평균 나이는 65세로, 30세 이전에 췌장암이 발생하는 경우는 매우 드물며 50세 이전에도 많지 않습니다. 그러나 췌장암 가족력이 있는 경우에는 50세 이전에도 췌장암이 발생할 수 있기 때문에 미리 철저한 진료를 받아야 합니다.

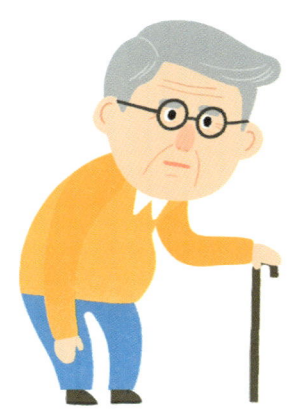

10 당뇨병 환자는 췌장암에 잘 걸리나요?

인슐린 비의존성 당뇨(제2형 당뇨)가 있는 경우, 췌장암 발생 위험은 1.8배로 높아집니다. 우리나라 췌장암 환자의 당뇨 유병률은 28~30%로 일반인(7~9%)의 3배 이상입니다(유병률이란 어떤 시점에 일정한 지역 혹은 집단의 인구 중 특정 질환의 환자가 차지하는 비율을 말합니다).

당뇨가 췌장암의 원인이 될 수도 있지만, 반대로 췌장암과 연관된 2차적인 내분비 기능 장애가 당뇨를 일으키는 것으로 보기도 합니다. 당뇨가 췌장암의 원인이 된다는 견해를 뒷받침하는 근거로 5년 이상 당뇨를 앓고 있는 환자들에서 췌장암 발생률이 증가한다는 연구 보고가 있습니다. 반면, 췌장암으로 인해 당뇨가 생긴다는 견해의 근거는 췌장암을 진단 받기 2년 전쯤에 흔히 당뇨가 발생하고, 그런 환자가 수술을 통해 암을 제거하면 3개월 이내에 당뇨가 호전되기도 한다는 점입니다. 당뇨를 장기간 앓고 있는 사람이 뚜렷한 원인 없이 당뇨가 조절되지 않거나, 가족력 없이 갑자기 당뇨 진단을 받았다면 췌장암 검사를 받을 것을 권장합니다. 특히, 50대 이후 갑자기 당뇨가 생기면 췌장을 잘 검사해 보는 것이 좋습니다.

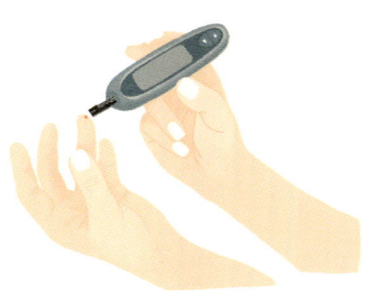

11 담배가 췌장암의 원인이라는데 지금 끊으면 될까요?

담배는 췌장암의 발생과 관련이 깊은 발암물질입니다. 흡연을 할 경우에는 췌장암의 상대 위험도가 2~5배로 증가하기 때문입니다. 다른 장기에 흡연과 관련된 악성종양(두경부암, 폐암, 방광암 등)이 생겼을 경우에 췌장암의 발생이 증가한다는 보고도 있습니다. 췌장암의 3분의 1가량이 흡연으로 인한 것이며, 흡연자는 비흡연자에 비해 췌장암 발생 위험도가 1.7배 높다고 알려져 있습니다.

12 음주도 췌장암의 원인인가요?

과거에 과음이 췌장암 발생 위험을 높인다는 주장이 있었으나, 많은 음주자가 흡연을 즐긴다는 점을 고려하면 술보다는 흡연의 영향이 컸을 수 있습니다. 최근에는 음주와 췌장암 발생 사이에 유의미한 관계가 없다는 보고가 많으며, 이러한 상관관계는 인종, 성별, 술의 종류나 음주량, 술을 마신 기간에 따라서 다릅니다. 그러나 술을 많이 마시는 것은 만성 췌장염의 주요 원인이고, 만성 췌장염은 췌장암의 위험요소이기 때문에 췌장암 발생과 간접적으로는 관련이 있습니다.

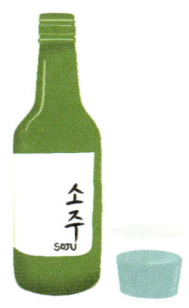

13 고지방 고칼로리 식이는 췌장암 발생을 증가시키나요?

비만인 경우 췌장암 발생 위험도가 증가한다고 보고되었으나 연구 결과들이 일치하지 않아서 단정하기는 어렵습니다. 최근 들어 식이 또는 식이 습관이 췌장암 발생에 영향을 미친다는 연구 결과가 많이 나오고 있습니다. 여러 역학 연구에서 육류나 지방, 탄수화물의 과도한 섭취, 과다한 열량과 높은 체질량지수(body mass index, BMI)가 췌장암의 위험도를 높이는 반면 신선한 과일과 채소류, 비타민 등은 위험도를 낮추는 경향이 있다고 보고하고 있는데, 연구 결과들이 일치하지 않아서 확언하기는 어렵습니다. 체질량지수란 키와 몸무게를 이용하여 비만의 정도를 측정하는 것으로, 몸무게(kg)를 키(m)의 제곱으로 나눈 값입니다.

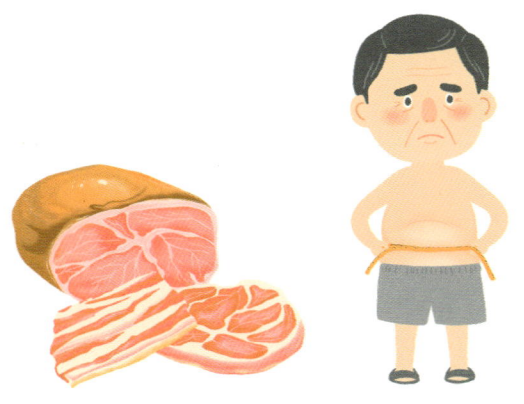

14 췌장염을 앓은 적이 있는 사람은 췌장암에 걸릴 위험이 높은가요?

만성 췌장염은 정상적이던 췌장 세포들이 염증을 앓는 가운데 섬유조직으로 변해가면서 췌장 전체가 매우 딱딱해져 기능을 잃게 되는 병으로, 처음부터 만성형으로 발병하기도 하고 반복적인 급성 염증이 만성으로 이어지기도 합니다. 서구의 경우 10만 명당 5~10명의 빈도로 발생하며, 일본은 더 높은 빈도를 보입니다. 만성 췌장염의 가장 중요한 원인은 음주입니다.

만성 췌장염이 있으면 췌장암의 위험이 증가하므로 이것을 췌장암의 원인 질환으로 봅니다. 만성 췌장염과 췌장암을 구별하기가 매우 어려운 경우도 있는데, 췌장암은 치명적인 병이므로 철저한 감별 진단이 필요합니다. 또한, 매우 드물지만 유전성 췌장염은 췌장암으로 발전할 가능성이 높습니다.

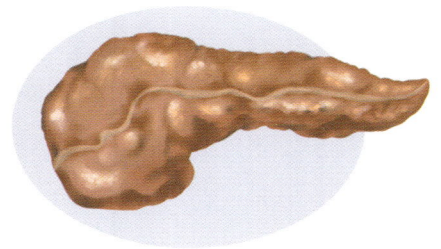

15 췌장에 물혹이 있다고 하는데 두고 봐도 괜찮은가요?

췌장에서 발생하는 물혹은 낭종이라고 불리며 종류가 매우 다양합니다. 췌장에 발생하는 낭종은 크게 췌장염에 동반되어 발생하는 가성 낭종과 췌장암으로 진행할 가능성이 있는 낭성 종양으로 나눌 수 있습니다. 가성 낭종은 암이 될 가능성이 없고, 최근에는 주로 내시경을 이용한 배액술 등 내과적 치료를 주로 사용합니다. 췌장의 낭성 종양에는 장액성 낭종, 점액성 낭종, 췌관내 유두상 점액종, 가성 유두상 종양, 그리고 낭종성 내분비 종양 등 매우 다양합니다. 이중 장액성 낭종은 악성으로 발전할 가능성이 거의 없으나 점액성 낭종과 췌관내 유두상 점액종은 암으로 발전이 가능한 전암성 병변으로 분류되고 있습니다. 이들은 양성병변인 선종에서 악성병변인 선암까지 다양한 경과를 보일 수 있으며, 크기나 모양, 자라는 속도, 낭종내 벽결절(mural nodule)의 여부 등 요인에 따라 악성화 가능성이 다양합니다. 일단 선암으로 진행하면 예후가 불량한 췌관선암과 차이가 없으므로 선암으로 진행하는지에 대해 지속적인 경과 관찰이 필요하며, 적절한 시기에 수술이 필요하지 않을지에 대해 의료진과 상의해야 합니다.

16 췌장암을 예방하는 음식, 생활습관이 있나요?

아직까지 확립된 췌장암 예방 수칙은 없습니다. 일상생활에서 위험요인들을 피하는 것이 췌장암의 예방에 있어 중요합니다.

담배는 췌장암의 주요한 위험 인자 중 하나로, 한 연구에 따르면 흡연을 중단하고 2년 뒤 췌장암의 위험도가 48%까지 감소하였으며, 20년 이상 중단한 경우 비흡연자와 비슷한 수준으로 위험도가 떨어졌습니다. 담배를 피우던 사람은 담배를 완전히 중단해야 하며, 담배를 안 피우는 사람은 시작해서는 안 되고 간접흡연도 피해야 합니다.

건강한 식습관을 유지하는 것도 중요합니다. 육류 위주의 고지방, 고칼로리 식이는 피해야 하며, 다양한 과일과 채소, 그리고 통곡물 위주의 식이는 췌장암의 위험 인자인 과체중, 비만을 예방하고 적정 체중을 유지하는 데 도움이 됩니다. 일부 항산화제, 비타민의 췌장암 예방 효과에 대한 연구가 진행되었지만, 효과에 대한 주목할 만한 결과가 나타나지는 않았습니다.

마지막으로 당뇨를 오랫동안 앓아 왔거나 만성 췌장염이 있는 경우는 꾸준히 치료를 받고 정기적으로 진료를 받는 것이 중요합니다.

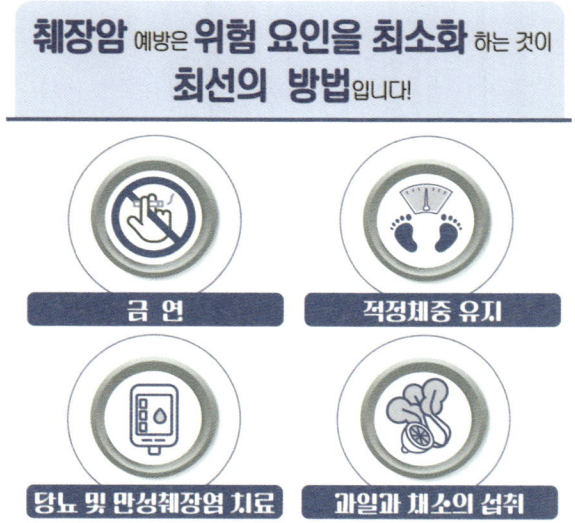

그림 8. 췌장암 예방 수칙

췌장암의 증상

17 췌장암의 증상은 어떤 것이 있나요?

췌장암의 초기에는 전혀 증상이 없거나 증상이라 하기에는 모호한 경우가 많습니다. 증상이 생긴 후에는 병이 진행되어 수술적 절제가 어려운 상태로 진단되는 경우가 많습니다. 췌장암으로 진단된 환자에서 나타나는 증상으로는 복통과 체중감소, 황달이 대표적이며 그 외에도 소화장애, 식욕저하, 당뇨의 발생 혹은 악화 등이 있습니다. 이러한 증상은 대부분 다른 췌장 질환이나 소화기계 장애에서도 나타날 수 있는 비특이적인 증상으로 췌장암과의 감별이 어려울 수 있습니다.

또한 췌장암으로 인한 증상은 종양의 위치나 크기에 따라서도 달라질 수 있습니다. 췌장 머리에 암이 발생하는 경우에는 황달이 흔하게 발생합니다. 그러나 췌장 몸통이나 꼬리에 암이 발생할 경우 증상이 거의 없어서 크기가 커진 후에야 진단되는 경우가 많습니다.

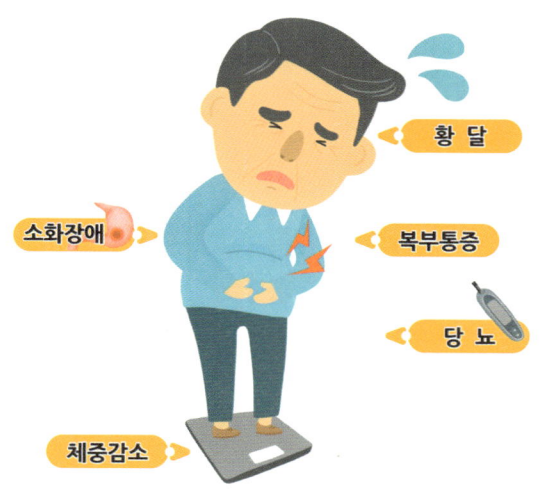

18 황달은 어떻게 알 수 있나요? 황달이 있으면 모두 췌장암인가요?

황달은 노란색 담즙 색소인 빌리루빈이 몸에 과도하게 축적되어, 얼굴을 비롯한 피부와 눈 흰자가 노랗게 변하는 것을 말합니다. 황달은 췌장두부의 종양으로 인하여 담즙 배설의 장애가 생겨서 발생하는 경우가 많습니다. 황달이 생기면 과량의 빌리루빈이 소변으로 빠져나가면서 소변색이 진한 갈색이나 붉은색으로 변하는데, 황달이 발생한 것을 모르고 혈뇨가 발생하였다고 호소하며 비뇨기과를 찾는 환자도 있습니다. 황달이 생기면서 피부 전체의 가려움증을 동반하기도 하고, 담즙이 대변으로 배설되지 못하기 때문에 대변이 회색이나 흰색으로 변하기도 합니다.

　하지만 황달이 있다고 모두 췌장암은 아닙니다. 췌장 머리 부분에 암이 생겨 담즙 흐름을 막는 경우 황달이 생기기도 하지만, 간혹 담석이 담도를 막아 담즙이 흘러내려가지 못하는 경우에도 황달이 생길 수 있습니다. 한편, 급성간염이나 간경화가 있을 경우 간세포가 파괴되면서 간기능이 나빠져 황달이 생길 수도 있습니다. 따라서 황달이 생겼을 경우에는 발생 원인을 확인하고 그에 따른 적절한 치료를 받는 것이 중요합니다.

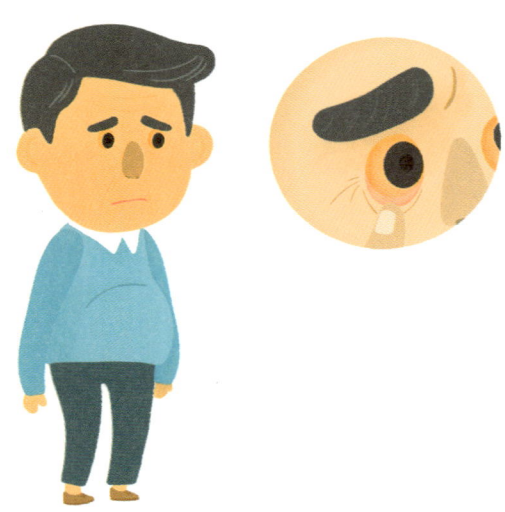

19 췌장암으로 인한 복부 통증은 어떤 특징이 있나요?

췌장암에서 가장 흔하고 중요한 증상은 복부 통증입니다. 췌장암 환자 중 약 80%가 복통을 호소하지만 초기에 증상이 애매하여 넘어가는 경우가 많습니다. 복통은 대개 서서히 발생하여 발병 1~2개월 전부터 나타나는 경우가 많습니다. 명치부의 통증이 가장 흔하며, 측면 혹은 등으로 방사되는 통증을 호소하는 경우도 있습니다. 복통은 종양이 주변 신경이나 장기로 침범하여 나타나는 것으로 생각되며, 누웠을 때 증상이 나빠지고 옆으로 돌아눕거나 앞으로 숙이면서 앉았을 때 증상이 다소 경감되는 양상을 보입니다. 드물게 종양으로 인하여 췌장액이 흘러나오는 췌관을 막는 경우, 급성췌장염이 발생하여 급성 복통으로 증상이 나타나는 경우도 있습니다.

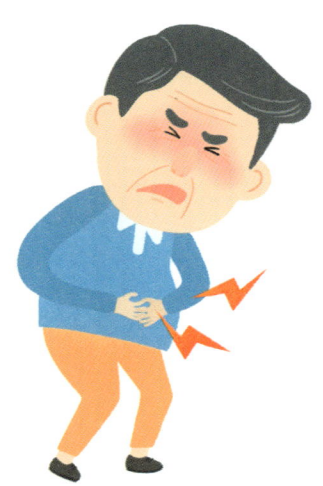

비특이적 소화기 증상으로 위내시경 검사 후 위염이나 소화 불량에 대한 치료를 받으며 2달 이상 증상의 호전과 악화를 반복하다가 진행된 췌장암이 발견되는 경우가 드물지 않습니다. 따라서 증상의 호전이 없는 경우 전문의의 진료를 받고 필요시 초음파나 CT 등 추가 검사를 고려하는 것이 좋습니다.

20 허리가 아픈데 췌장암 검사를 해보아야 하나요?

허리가 아픈 원인은 대부분 근골격계 질환 때문이므로 허리가 아프다고 해서 췌장암 검사를 먼저 받을 필요는 없습니다. 하지만 췌장암으로 내원하는 환자의 일부에서 등 통증을 호소하기도 합니다. 췌장은 위 뒤편으로 위치하는 장기로, 대개 췌장 몸통 혹은 꼬리에서 발생한 종양이 척추 신경절을 눌러서 통증이 발생하게 됩니다. 따라서 췌장암으로 등 통증이 있는 경우 몸통 중앙에 위치한 등으로 통증이 느껴지는 경우가 많습니다. 다만 일부 췌장암이 뼈로 전이되어 통증을 유발하는 경우 몸통 중앙 뒤쪽이 아닌 다양한 위치에서 통증을 유발할 수도 있습니다.

증상의 유무만으로는 췌장암을 진단하기는 매우 어렵습니다. 췌장암 환자의 대부분이 복부 통증, 체중감소, 식욕저하를 동반하는 것을 고려하면, 등 통증과 함께 이러한 증상을 동반한 경우 췌장암에 대한 가능성도 염두에 둘 수 있으며, 전문의와 상의하여 적절한 검사 여부를 결정하시면 됩니다.

21 체중감소의 기준은 무엇이고 췌장암에서 체중이 감소하는 이유는 무엇인가요?

뚜렷한 이유 없이 몇 달에 걸쳐 체중이 감소하는 것은 췌장암 환자에게 흔히 나타나는 증상입니다. 의학적으로 의미 있는 체중 감소는 6~12개월 동안 이상적인 체중에서 5% 이상 줄어든 경우를 말합니다. 따라서 뚜렷한 이유 없이 10% 이상의 체중 감소가 있다면 병원에 내원하여 전문의와 상의하는 것이 좋겠습니다. 이유 없는 체중감소는 암 외에도 위장관 질환, 갑상선 기능 항진증이나 당뇨와 같은 내분비 질환, 우울증과 같은 정신질환으로도 유발될 수 있기 때문입니다.

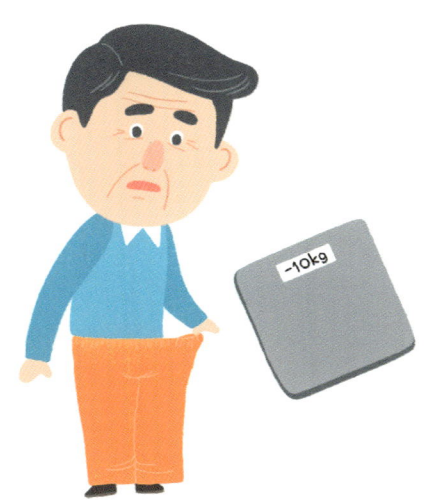

암으로 인한 체중감소는 암악액질(cancer cachexia)이라고도 하는데, 신체가 평소보다 더 많은 칼로리를 소모하고 근육을 감소시키며 식욕을 저하시킬 수도 있습니다. 암으로 인한 흡수장애, 식욕부진과 음식 섭취 감소 등 다양한 원인으로 체중감소가 발생할 수 있습니다.

소화 장애는 종양이 주변 위나 소장을 눌러서 유발되며 식욕 저하와 구역, 구토를 동반할 수도 있습니다. 췌장두부 혹은 몸통에서 발생한 종양이 크기가 커져서 십이지장이나 소장의 폐쇄를 유발하기도 하는데, 이런 경우 식후 반복적인 구토 증상이 발생할 수 있습니다. 또한 소화액의 통로를 막아 지방을 소화시키는 데 문제가 생길 경우, 무르고 악취가 나는 기름진 변을 볼 수도 있습니다.

췌장암의 진단

22 췌장암은 왜 조기에 발견하기 어려울까요?

몸 속 깊은 곳에 있는 췌장암은 발생 초기에는 증상이 거의 나타나지 않기 때문에 조기 발견이 매우 어렵습니다. 증상이 있다 해도 복통 등 다른 소화기 질환과 구분하기 어려운 경우가 대부분이므로 흔히 지나칠 수 있어 자가 진단이 어렵습니다. 또한 췌장암 환자에서는 고위험군이나 전암성(암의 전단계) 병변이 잘 알려져 있지 않고, 암종의 크기가 작은 경우에 예민도가 높으면서 간편하며 비침습적인 선별(screening) 검사가 없어 위암, 대장암, 간암 등에 비해 조기 진단 및 치료에 어려움이 있습니다.

23 췌장암을 조기에 발견하기 위해서는 어떻게 해야 하나요?

췌장암을 발견하기 위해서는 흔한 증상도 가벼이 여기지 않고 병원을 찾아 검사를 받아야 합니다. 특히 50세 이상의 연령층은 췌장암을 의심하고 검사를 받아야 하며, 황달이 발생했거나 특별한 이유 없이 최근 평소 10% 이상의 급격한 체중 감소를 보인 경우, 등과 상복부의 원인 모를 통증이 있을 때, 소화관 검사 결과 이상이 없음에도 소화불량 및 지방변이 지속될 때, 가족력이나 비만이 없는데도 갑자기 당뇨병이 나타나는 경우, 뚜렷한 원인 없이 췌장염이 반복적으로 발생하는 경우 등입니다. 또한 만성 췌장염을 오래 앓은 경우, 췌장 낭종 중 위험성이 높은 일부 환자, 유전성 췌장염 등 일부 유전성 질환의 가족력, 췌장암 가족력(췌장암 발병환자가 직계가족에 2명 이상 있거나, 50세 이전 췌장암 발병환자가 직계가족에 1명 이상) 등이 있어서 발암 위험이 상대적으로 큰 사람은 일상생활의 예방 요령을 더욱 철저히 지키는 한편, 주치의와 함께 증상을 주의 깊게 관찰하면서 정기적인 추적검사를 해야 합니다.

24 췌장암 진단을 위해서는 어떤 검사를 하나요?

전문의들이 임상에서 흔하게 접하는 경우로는 복통 등의 막연한 소화기 증상으로 환자가 병원을 찾아오면 우선 증상이 위염, 위궤양, 담석 등 일반적 소화기 질환인지를 확인하기 위해 복부 초음파검사와 위장관 내시경검사 등을 실시합니다. 이와 더불어 증상이나 혈액검사에서 의심이 되거나 췌장에 이상 소견이 관찰되면 CT 및 필요 시 추가 정밀검사를 시행하게 됩니다. 췌장암을 발견할 수 있는 보편적인 검사는 CT인데 누적 촬영 시의 다소의 방사선 피폭, 조영제에 의한 부작용 가능성과 고가의 비용 등으로 정기적이고 지속적으로 많은 사람들을 대상으로 선별 검사로 사용하기는 어렵습니다. 따라서 췌장암이 의심되는 경우에 진단을 위해 선택적으로 사용하게 됩니다.

25 혈액검사로 췌장암을 진단할 수는 없나요?

췌장암이 생겼을 경우, 암세포에서 생성하는 CA(carbohydrate antigen)19-9라는 물질(당지질)이 혈액검사에서 검출될 수 있습니다. 종양 세포에서 특이하게 만들어져서 암의 진단이나 경과 관찰에 지표가 되는 이런 물질을 종양표지자(tumor marker)라고 합니다. 수술이 가능할 정도의 작은 췌장암의 경우 절반에서만 CA19-9 수치가 상승하므로, 암 초기에는 정상 범위일 수 있어 조기 진단에는 한계가 있습니다. 또한 특이도가 낮아 췌장암 외에 담도, 위, 대장을 포함한 소화기계나 폐, 유방, 자궁내막 등의 다른 암들에서도 수치가 상승할 수 있고, 악성종양이 없는 담관(담도) 폐색, 담관염, 췌장염, 만성 간염, 폐렴, 약물 복용 등의 원인에 의해서도 수치가 상승할 수 있습니다. 최근 건강 검진에서 CA19-9 검사가 많이 사용되고 있는데 피검자 중 약 1%에서만 수치가 상승되며, 이러한 경우에도 단지 1%

미만에서 췌장암이 발견되기 때문에 비용 대비 효과가 적은 편입니다. 반면에 영상검사 등의 다른 검사에서 췌장의 종양이 관찰되면서 수치가 상승해 있으면 췌장암 진단에 큰 도움이 될 수 있습니다. 또한 수술이나 항암치료 등의 치료 후 수치가 감소하다가 다시 증가하는 경우에는 췌장암의 재발을 의심할 수 있습니다. 따라서 진단의 보조 수단, 췌장암의 예후 판정과 치료 후 추적 검사에 지표로 쓸 수 있습니다.

그 밖의 췌장암 진단 방법으로는 혈청 종양표지자, 복부 초음파, 자기공명영상(MRI), 내시경적 역행성 담췌관조영술(ERCP), 초음파내시경(EUS), 양성자방출단층촬영(PET), 그리고 조직검사 등이 있습니다.

26 건강검진에서는 췌장암을 발견할 수 없나요?

통상적인 건강검진 프로그램에서 이용되는 검사는 혈청 종양표지자 검사와 복부 초음파검사입니다. 복부 초음파검사는 복부에 초음파를 투사하여 얻어지는 영상으로 진단하는 것입니다. 검사 전에 일정한 시간 동안 공복을 유지하는 것 외에는 별도의 준비가 필요 없고, 검사 과정도 간단하며 고통이 없기 때문에 부담 없이 검사를 받을 수 있다는 장점이 있으며, 비용도 저렴한 편입니다. 그러나 초음파는 공기를 통과할 수 없는데, 췌장이 위와 장 뒤의 복부 깊숙이 자리 잡고 있기 때문에 췌장의 머리 부위와 달리 꼬리 부위는 거의 볼 수 없습니다. 특히 복강 내 가스가 많이 차 있거나 지방층이 두꺼울 경우에는 작은 크기의 췌장암은 발견하기 어렵다는 단점이 있으므로 췌장암이 의심되면 처음부터 CT를 시행하기도 합니다.

27 조직검사는 꼭 해야 하나요?

췌장암을 확진할 수 있는 유일한 방법은 암이 있는 곳에서 세포 또는 조직을 얻어서 현미경으로 직접 보는 것이며, 이를 병리검사라고 합니다. 수술이 가능한 췌장암 환자의 경우에는 수술 전에 병리검사를 통상적으로 시행하지는 않습니다. 이는 수술을 통해서 얻어진 조직으로 병리검사를 할 수 있고, 가능성은 적지만 조직검사로 인한 합병증과 위양성(거짓 양성) 확률을 고려하기 때문입니다. 또한, 영상검사에서 췌장암이 거의 확실하나 더 이상의 적극적인 치료를 원하지 않는 경우에 조직검사를 생략하기도 합니다.

그러나 영상검사 등에서 췌장암이 강력히 의심되더라도 힘든 항암이나 방사선 치료를 시작하려면 확진을 위해 반드시 병리검사가 필요합니다. 통상적인 췌장암인 췌장 선암(90%)이 아닌 다른 병리 형태의 암종일 경우 치료제가 완전히 다를 수 있기 때문입니다. 최근에는 현미경으로 보는 것에만 그치지 않고, 특정한 유전자의 돌연변이 또는 단백질의 변화 여부를 확인하여 정확한 진단은 물론, 개별적인 암의 특성에 따른 맞춤형 치료제 선택을 위해서도 병리검사의 중요성이 점차 증가하고 있습니다. 또한 췌장암의 전이 유무를 확인하여 치료 방침을 결정하여 불필요한 수술을 방지하거나 반대로 적극적인 수술을 시도할 수 있습니다.

28 조직검사는 어떻게 하나요?

조직을 얻기 위해 가장 많이 쓰이는 방법은 속이 빈 가느다란 바늘을 암이 의심되는 부위에 찔러 넣어 세포들이나 아주 작은 크기의 조직을 채취하는 것입니다. 조직을 얻기 위한 방법은 여러 가지가 있는데 췌장암의 크기와 위치, 전이 여부, 환자 상태 등의 다양한 요인을 감안해서 결정합니다. 환자에게 고통을 가장 적게 주며 합병증이 적고, 손쉽고 진단율이 높으며, 치료 방침을 결정할 수 있고 비용이 적게 드는 방법이 이상적이겠습니다.

췌장을 직접 찔러 조직검사할 수도 있고 간에 전이가 있으면 간 조직검사를 할 수도 있습니다. 췌장이나 담도의 조직검사를 위해서 초음파내시경(EUS)이나 내시경적 역행성 담췌관조영술(ERCP)을 시행하기도 하며, 간 등에 전이가 있는 경우, 복부 초음파검사로 병변의 위치를 확인하면서 동시에 조직검사용 바늘을 피부에 찔러 넣어 조직을 얻는 방법이 가장 많이 이용됩니다. 복수가 찬 환자의 경우 복수 채집한 세포병리 검사로 악성 복수를 병리 진단할 수도 있습니다.

29 초음파내시경은 어떤 시술이고 장단점이 무엇인가요?

췌장의 위치가 몸 뒤쪽이라 위의 방법으로 접근하기가 쉽지 않은 경우에도 초음파내시경(endoscopic ultrasound, EUS)을 이용하면 병리검사가 가능합니다. 초음파내시경 검사는 고주파 초음파 장치가 장착된 특수 내시경을 환자의 입을 통해 삽입한 다음, 위와 십이지장 벽에 밀착시켜 췌장, 담낭 및 담관을 고해상도의 초음파 영상으로 관찰하는 검사입니다. 초음파내시경을 이용하면 장관 내 공기, 복벽의 피하지방 및 뼈 등의 영향을 받지 않기 때문에, 일반적인 복부 초음파와 달리 시야를 제한받지 않고 췌장, 담낭, 담관을 훨씬 선명하게 관찰할 수 있습니다. 초음파내시경을 통해 복부 초음파나 CT에서 발견되지 않는 매우 작은 병변을 고해상도의 초음파 영상으로 발견할 수 있을 뿐만 아니라, 실시간으로 세포검사 및 조직검사를 안전하게 시행할 수 있어 정확한 진단을 할 수 있습니다. 췌장 가까이에서 초음파를 보내어 매우 정밀하게 관찰하고, 중요한 혈관들을 피해 비교적 안전하게 세포나 조직을 얻을 수 있기 때문입니다. 또한 췌장, 담도 질환에서 수술적 치료를 대신하는 다양한 덜 침습적인 중재 시술을 수행할 수 있어 환자에게 편의를 제공하므로 점차 이용이 증가하고 있습니다. 아주 작은 종괴에서도 시행이 가능하며 정확도도 높으나 내시경 삽입으로 인해 다소 불편하고 비용이 고가입니다.

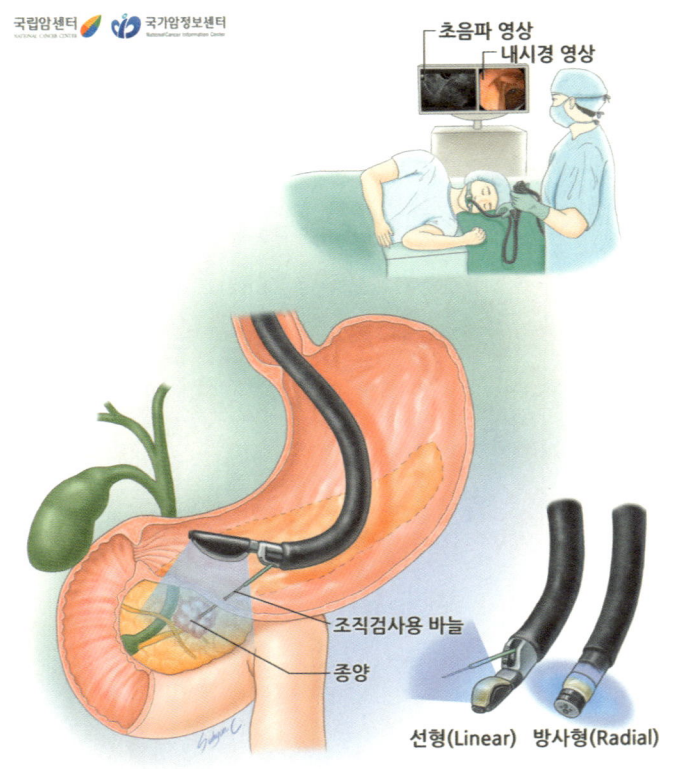

그림 9. 초음파내시경

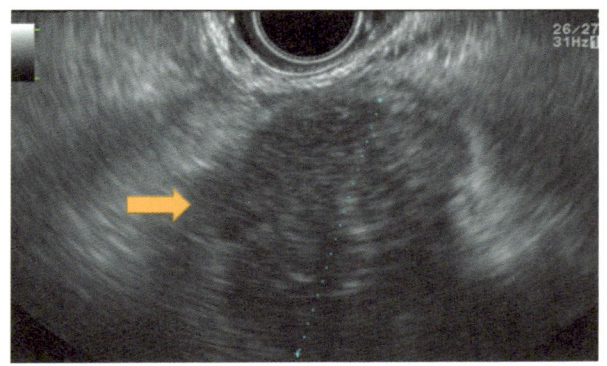

그림 10. 초음파내시경을 통해 얻은 고해상도 초음파 영상으로 확인된 췌장암

30 내시경적 역행성 담췌관조영술은 어떤 시술이고 장단점이 무엇인가요?

내시경적 역행성 담췌관조영술(endoscopic retrograde cholangio pancreatography, ERCP)은 특수내시경과 방사선 투시기를 동시에 이용한 시술로, 내시경을 식도와 위를 거쳐 십이지장까지 삽입하고 십이지장유두부란 작은 구멍을 통하여 담관 및 췌관을 검사합니다. 담관과 췌관의 협착이나 폐쇄 여부를 눈으로 확인하고, 해당 영상을 얻을 수 있는 유용한 검사이며 동시에 치료 역할을 하기도 합니다. 주로는 췌장암 합병증으로 흔히 발생하는 폐쇄성 황달의 치료인 내시경적 담즙 배액술을 위해 쓰이며, 이때 부수적으로 조직검사를 같이 시행하기도 합니다. 하지만 십이지장유두부, 담관과 췌관의 특이한 구조로 인하여 시술

과정에서 드물게 합병증(출혈, 천공, 담관염, 췌장염 등)이 발생하기도 합니다.

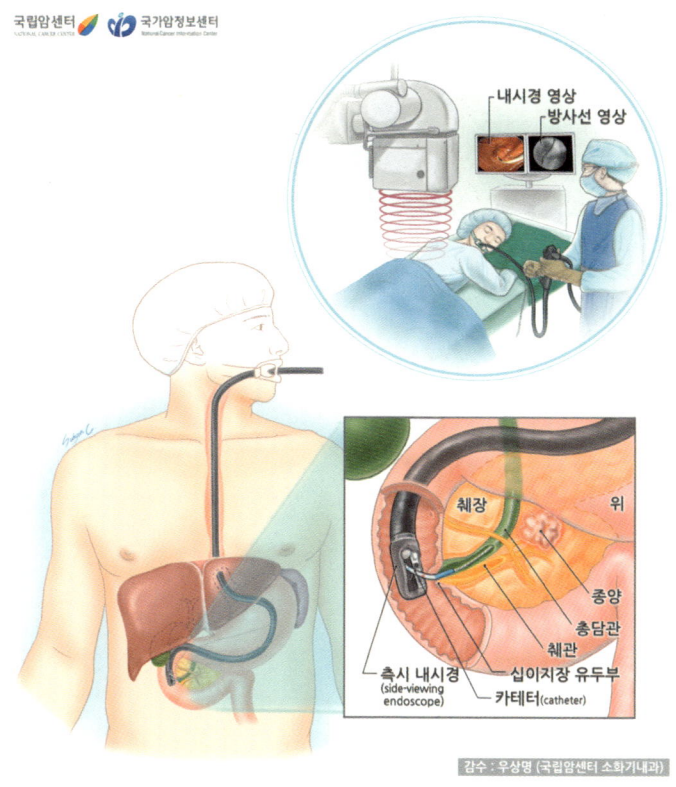

그림 11. 내시경적 역행성 담췌관조영술

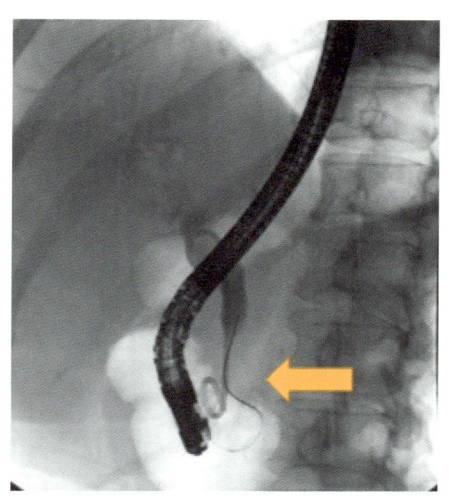

그림 12. 내시경적 역행성 담췌조영술을 이용하여
담관 협착에 대한 내시경적 담즙 배액술을 시행하는 장면

31 조직검사는 안전하고 정확한가요?

조직검사를 시행하면 아주 드물게 출혈, 감염, 통증 등의 합병증이 발생할 수 있으나 대부분 별다른 문제는 없습니다. 소량의 출혈이 생길 경우에는 조직검사 부위를 충분히 압박하면 대부분 지혈이 가능합니다. 그러나 아주 드물게 출혈성 경향이 있는 환자나 큰 혈관에 손상이 있는 경우 대량 출혈로 이어질 수 있어 입원하여 주의를 요합니다. 흔히 조직검사 과정에서 암의 전파 가능성에 대한 문의를 많이 받습니다. 바늘로 암 조직을 찌르는 과정에서 암세포가 복강 내로 떨어져 전이가 유발될 수도 있고 바늘을 찌른 통로를 따라서 전이가 생겼다는 이례적인 보고도 있으나 그 가능성은 극히 드뭅니다. 조직검사를 반드시 시행해야 하는 이유는 확진 없이 치료할 경우 오류를 범할 확률이 조직검사의 위험도보다 크기 때문입니다.

조직검사라고 하여도 진단율이 100%는 아닙니다. 일반적으로 암이 진행되면 암의 중심 부위는 죽어서 괴사되고 주변부의 암이 자라가는 부위의 암세포가 현미경상으로 진단이 되는데, 조직검사를 하기 위한 바늘이 그 암의 중심부를 찔러 괴사된 부위만 나온다면 암 조직이 발견되지 않아 위양성일 수도 있습니다. 전체 조직을 얻는 것이 아니라 극히 일부분만 채취하기 때문입니다. 특히 췌장암은 종괴의 대부분이 섬유세포로 구성되고 암세포는 종괴 안의 여기저기에 흩어져 있는 경우가 많아 임상적으로 의심이 되지만 조직검사에서 암세포가 안 보이는 경우 재검을 하기도 합니다.

32 췌장암을 진단하기 위해서는 CT와 MRI 검사 중에 어떤 것을 해야 하나요?

췌장암이 의심되는 환자에서 췌장암 진단을 위해 검사하는 경우 전산화단층촬영(computed tomography, CT)를 먼저 시행하기를 권합니다. 특히 췌장암의 진단을 위해 CT를 시행할 때는 찍는 시간이 짧아서 호흡에 의한 영상 흔들림이 없고 비조영기, 췌장기, 문맥기에 맞추어 삼중시기 영상을 얻을 수 있으며, 가능한 한 일반 CT보다 정밀한 촬영이 가능한 16채널 이상의 역동적 조영증강 다중검출 나선형 CT로 촬영하는 것이 필요합니다. 역동적 조영증강 다중검출 나선형 CT는 작은 크기 췌장암 진단과 췌장암의 병기 결정을 위해 주변 장기 침범, 중요 혈관 침범을 관찰하고 수술 가능성을 판단하는 데 필요한 중요한 정보를 제공합니다. 따라서 췌장암의 정확한 진단과 병기 결정을 위해서 언급한 CT 검사를 시행하는 것이 필수적입니다.

췌장암이 의심되는 환자의 췌장 CT 검사에서 병변의 유무가 불분명하거나, 양성 병변 또는 다른 종양과 감별이 필요한 경우, 간 전이가 의심되는 경우에는 자기공명영상검사(MRI)를 추가로 시행하는 것이 필요합니다. MRI 검사는 자기장을 형성하는 핵(核)자기공명 촬영 장치에 인체를 넣고 고주파를 조사해 몸속의 수소 원자핵들이 공명할 때 나오는 신호의 차이를 측정하고 컴퓨터 영상으로 재구성하여 병변을 확인하는 검사 방법입니다. 이러한 검사 특성으로 연부조직 대조도가 우수하여 CT 검사에서 등감쇠로 인해 발견하기 어려운 암을 찾고, T2 강조 영상을 활용한 자기공명 담췌관조영술을 통해 췌관과 담관의 소견을 얻을 수 있어 췌장 질환의 진단 정확도를 높입니다. 확산 강조 영상을 이용해 조기 간 전이를 발견하기 용이하며, 수술 전 병기 결정의 정확도를 높여 필요 없는 췌장암 수술을 피할 수 있습니다.

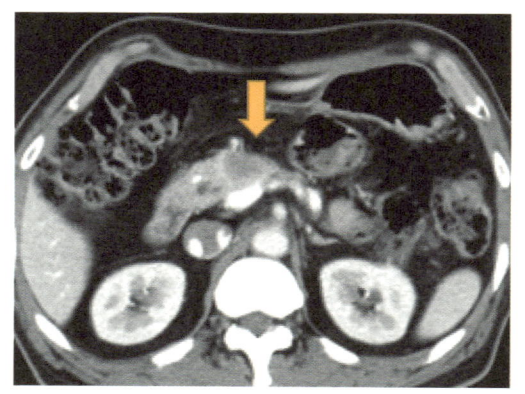

그림 13. 절제 가능한 췌장암 환자의 CT

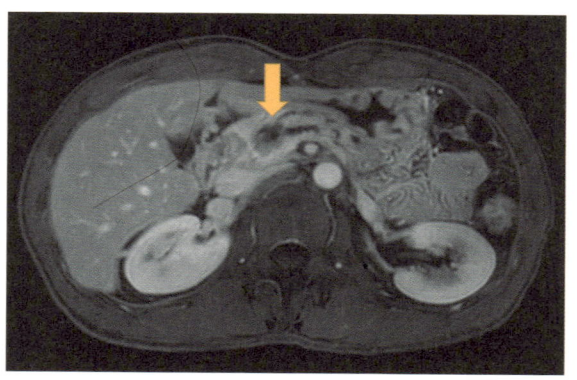

그림 14. 절제 가능한 췌장암 환자의 MRI

33 복부초음파 검사로는 췌장암을 진단할 수 없나요?

초음파검사는 CT 검사에 비해 접근성이 좋고, 방사선 노출이 없으며, 조영제 부작용의 염려가 없는 점이 장점입니다. 그러나 위나 장내 공기로 인해 대부분의 검사 대상에서 췌장 전체에 대한 검사가 완벽하게 시행되기 어렵고, 췌장 병변이 의심되지만 초음파검사에서 병변이 발견되지 않은 경우 완전히 췌장 질환을 배제할 수 없을 때 추가로 CT 검사를 실시합니다. CT 검사는 초음파검사에 비해 검사자에 따른 오류가 없고, 병변을 객관적으로 관찰할 수 있으며, 전체 췌장을 관찰할 수 있습니다. 또한 CT 검사는 병기(病期, 병의 진행 단계)를 결정할 수 있으며 동반된 원격전이 진단에도 유용합니다. 따라서 췌장암 진단을 위해 초음파검사 대신에 췌장 프로토콜 CT를 1차적으로 시행하도록 권고하고 있습니다. CT 검사로 얻는 정보가 부족하거나 CT 검사를 시행할 수 없는 경우에는 MRI, 양전자방출단층촬영(PET/CT) 또는 초음파 내시경 검사를 추가 검사로 시행할 수 있습니다.

34 PET/CT 검사란 무엇인가요?

PET(양전자방출단층촬영술, Positron Emission Tomography) 검사는 췌장암에 섭취되는 미량의 방사성 의약품을 주사하고, 특수 영상장치(PET 스캐너)로 암 조직에서 나오는 미량의 방사선을 검출하여 영상을 만드는 검사입니다.

물질대사 활동이 왕성한 곳에서는 포도당이 잘 흡수되는 원리를 이용하는데, FDG라는 방사선 동위원소를 붙인 포도당을 정맥에 주사한 후 PET 검사를 하면 동위원소의 분포를 통해 포도당이 어디에서 많이 흡수되는지, 즉 어느 부위에서 대사가 비정상적으로 활발한지 알아낼 수 있습니다. 대부분의 암은 정상세포보다 빨리 자라면서 포도당을 많이 필요로 하기 때문에 암과 암이 전이된 부분은 PET 검사에서 포도당 흡수가 많은 것으로 나타납니다.

기능적 생리학적 영상을 얻을 수 있는 PET는 해부학적 정확도가 높은 CT와 함께 시행합니다. 두 방법의 장점을 결합한 PET/CT 검사로 이상이 있는 부위를 정확하게 찾아낼 수 있습니다.

PET 검사를 시행할 때 사용되는 방사성 의약품은 매우 소량이고 함께 시행되는 CT 검사도 저선량 검사여서, 방사선 피폭에 의해 부작용도 거의 발생하지 않습니다.

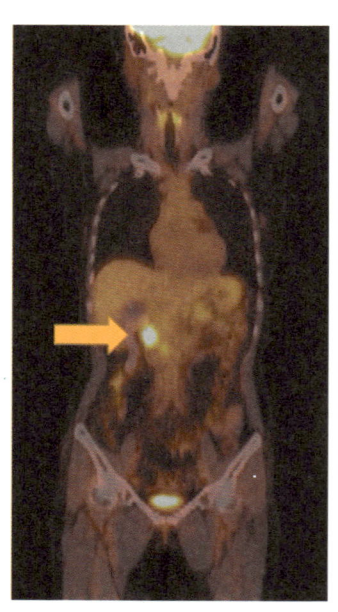

그림 15. 췌장암 환자의 PET 사진

35 PET/CT 검사는 췌장암 치료 과정에서 어떤 역할을 하나요?

PET 검사는 암과 주변 정상 조직과 뚜렷한 차이를 보이는 영상을 얻을 수 있으므로 다른 검사로는 암인지 염증과 같은 양성 병변인지 감별이 어려운 경우 진단에 도움을 줄 수 있습니다. 또한, 한 번에 넓은 부위를 검사할 수 있기 때문에 이미 조직검사 등을 통해 진단을 받은 환자에서도 암의 전체적인 진행 정도를 판정하는 데 이용합니다. PET 검사를 통해 림프절 전이, 원격 전이의 여부를 확인하여 병기를 설정하고, 수술 혹은 방사선 치료의 진행 여부를 결정하는 데 도움을 줄 수 있습니다. 그리고 수술 또는 항암 치료 이후 재발 여부를 확인하고 치료 반응을 평가하는 데도 사용됩니다. 췌장암 수술 부위에서 연부조직 병변이 관찰되는 경우 암의 재발과 수술 후 염증의 구분이 모호한 경우가 있습니다. 이때 추가적인 PET 검사를 통해 보다 명확하게 재발을 구분하도록 하며, 일부 복부 CT 검사에서 확인되지 않는 재발이 PET 검사에서만 관찰되는 경우도 있습니다. 따라서 PET 검사는 췌장암 진단 및 치료 후 재발 확인 과정에서 비침습적이고, 복부 CT나 MRI에서 예상하지 못한 병변을 발견할 수 있는 검사법으로 활용하고 있습니다.

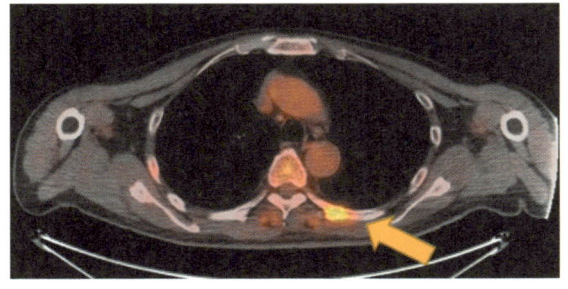

그림 16. PET 검사를 통해 관찰되는 뼈 전이

췌장암의
수술적 치료

36 췌장암은 병원의 무슨 과에서 치료하나요?

췌장암은 병의 상태에 따라 내과, 외과, 방사선종양학과 전문의들이 단독 또는 협력하여 치료합니다. 췌장암이 걱정되거나 의심되어 처음 병원을 찾는 경우에는 내과(소화기내과 또는 췌장담도내과)를 방문하여 진료 및 검사를 받는 것이 일반적입니다. 췌장암으로 진단되었다면 내과, 외과, 방사선종양학과를 비롯한 여러 전문의들이 함께 모이는 다학제 진료를 통하여 어떤 치료법을 시행할지 결정합니다. 수술은 외과에서, 항암제 치료는 내과에서, 그리고 방사선 치료는 방사선종양학과에서 각각 시행합니다. 치료 과정 중에도 치료법의 변화가 필요하다고 판단되면 다학제 진료를 통하여 해당 시점에서 환자에게 가장 적절한 치료를 진행하게 됩니다.

37 췌장암 수술은 어려운 수술이라는데 수술을 꼭 받아야 하나요? 수술하면 완치될 수 있나요?

췌장암의 치료 방법으로는 수술, 항암제 치료, 방사선 치료가 대표적이며 암의 크기와 위치, 심한 정도, 환자의 나이와 건강 상태 등을 두루 고려하여 정합니다. 한 가지 요법만 쓰기도 하고, 두 가지 이상을 병합하기도 합니다. 그렇지만 여러 가지 치료 방법 중 수술만이 췌장암을 완치시킬 수 있는 유일한 방법입니다. 췌장암 수술이 어려운 수술로 알려져 있지만 최근에는 췌장암 수술의 기술이 크게 발전하여 이전에 비해 매우 안전해졌고 일부 환자에서는 개복수술 대신에 복강경수술, 로봇수술도 적용 가능해져서 흉터도 적고 회복도 빨라졌습니다. 수술을 할 수 있다는 것은 췌장암이 췌장에만 국한되어 있고 다른 장기로 전이가 없다는 뜻입니다. 따라서 수술이 가능하다고 여겨지는 1-2기 췌장암 환자의 몸 상태가 수술을 감당할 만하다면 반드시 수술을 받아야 합니다.

그러나 진단 당시 수술이 가능하다고 판단되는 1-2기 췌장암 환자는 20% 전후에 불과하며 80% 전후의 환자들은 암이 주위로 많이 번져 있거나(3기), 다른 장기로 전이되어(4기) 수술을 할 수 없습니다. 수술을 못할 경우에는 항암제 치료, 방사선 치료 등을 시행하고 담도가 막혀 있거나 위십이지장이 막혀 있는 경우 내시경으로 스텐트를 삽관하기도 합니다. 그러나 최근에는 처음에 수술이 어려웠던 환자들도 항암제 치료, 방사선 치료 등을 시행하여 암을 줄인 후 수술을 시행하는 경우가 늘고 있습니다. 따라서 수술이 가능하다고 판단되는 경우는 가능한 한 수술을 받는 것이 가장 좋습니다.

38 췌장암 수술은 큰 수술이라는데 얼마나 위험한가요? 나이도 많고, 당뇨병과 고혈압이 있는데, 수술을 받을 수 있나요?

췌장암은 발병 위치에 따라 췌두부암과 췌미부암으로 나뉩니다. 췌두부암 수술의 경우 해부학적으로 췌두부가 십이지장, 담도, 담낭 등이 모여 있는 부위에 있기 때문에 광범위한 부위를 절제한 후, 다시 췌장, 담도, 십이지장을 소장에 연결하여 위장관의 기능을 보존해야 하므로 수술 시간은 물론 회복 기간도 오래 걸립니다. 또한, 수술 후 합병증 발생 비율이 약 30~40% 정도 되기 때문에 합병증에 대한 치료에도 많은 시간이 걸릴 수 있습니다. 그러나 최근 들어 수술 기술과 수술 후 합병증 치료 기술의 많은 발전으로 인해 수술 후 사망률은 거의 1%대에 불과합니다. 한편, 췌미부암의 경우 절제술 후 연결할 필요가 없고 동반 절제해야 하는 장기가 췌두부암에 비해 적어서 비교적 용이한 수술로 여겨지며 합병증 발생률 및 수술 위험도도 매우 낮습니다.

췌장암 환자는 호발 연령이 65세 이상이고 약 60~70%의 환자에서 당뇨병과 고혈압이 동반되어 있습니다. 수술 전 혈당 조절 상태와 심장 기능을 평가하고 수술에 적절한 상태인지 파악한 후에 수술을 시행하게 되므로 당뇨와 고혈압이 있다고 해서 특별히 더 위험한 것은 아닙니다. 다만, 혈당이 잘 조절되지 않고 있던 환자나 혈압이 높아서 심장 기능에 이상이 발견된 환자의 경우는 수술 전 적절한 투약 및 시술을 통해 수술에 적합한 상태로 조절한 후에 수술을 시행하게 됩니다.

39 췌장암 수술이 가능한지는 어떻게 알 수 있나요?

췌장암 수술이 가능하려면 환자의 두 가지 조건이 맞아야 하는데 첫 번째는 몸 상태가 수술을 감당할 만해야 하고, 두 번째는 췌장암의 병기가 비교적 초기인 1-2기여야 합니다.

췌장암 수술은 범위가 넓고 오래 걸리는 큰 수술이기 때문에 수술 전에 심장, 폐, 간, 콩팥 등 주요 장기의 기능을 체크하여 환자의 몸 상태가 수술을 감당할 만한지 파악합니다. 고혈압, 당뇨, 심장질환, 뇌혈관질환 등 동반만성질환이 있는 경우에 췌장암 수술로 예상되는 위험이 너무 크면 수술을 못할 수 있습니다. 그렇지만 고령이라고 해서 모두 수술을 못하는 것은 아닙니다. 실제 나이보다는 생리적 나이가 중요하기 때문입니다. 그러나 치매나 운동 장애가 심하다면 수술을 시행하기 어렵습니다.

췌장암의 병기를 알기 위해 복부 CT, MRI를 시행하여 췌장암의 위치, 크기, 주위 혈관 침범 여부, 림프절 전이 여부, 간 전이 여부 등을 확인합니다. 또한 대개 PET-CT를 촬영하여 다른 장기로의 원격 전이 여부를 파악하게 됩니다. 1-2기 췌장암이 되려면 췌장암이 췌장 주위에 국한되어 있고 주요 혈관으로 암이 퍼지지 않으며 간, 폐 등 다른 장기로 전이되지 않아야 합니다.

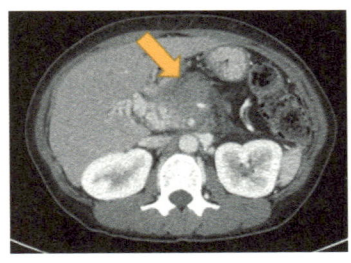

그림 17. 췌장암의 주요혈관침습 CT 사진

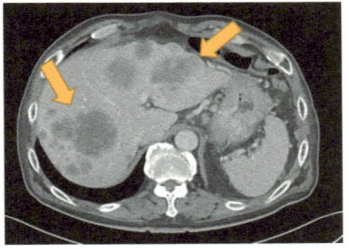

그림 18. 췌장암의 다발성 간 전이 CT 사진

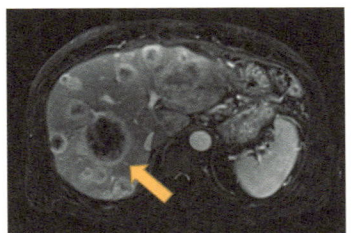

그림 19. 췌장암의 다발성 간 전이 MRI 사진

40 췌장암일 경우 췌장 이식 수술을 하면 안 되나요?

췌장암 수술을 한다면 대개 췌장을 반 정도 절제하게 되고 가끔은 그 이상 또는 전부를 제거하는 경우도 있습니다. 췌장이 남아 있는 경우 췌장 기능이 충분할 수도 있고 부족할 수도 있는데 부족한 경우 소화가 안 되거나 당뇨가 생기게 됩니다 (췌장을 전부 제거한다면 췌장 기능은 반드시 부족하게 됩니다). 일부 간암 환자에서 간 이식술이 좋은 결과를 보이지만 췌장암에서는 췌장 이식 수술을 할 수 없습니다. 췌장 이식 수술은 췌장의 기능이 없거나 매우 부족한 환자들에게 뇌사자 췌장을 이식하는 것인데, 수술 위험도도 높지만 평생 강력한 면역억제치료를 받아야 하기 때문에 재발률이 높은 췌장암에서는 시행할 수 없습니다.

췌장암 수술 후 췌장 기능이 저하된 경우 소화장애에 대해서는 고단위 소화 효소제 복용을, 당뇨에 대해서는 인슐린이나 경구 혈당강하제 치료를 시행하게 됩니다.

41 수술 전 검사와 주의 사항은 무엇인가요?

수술 전에는 CT, MRI, 초음파내시경, PET 등의 검사를 진행합니다. 췌장암이 있는 위치를 정확히 파악하고 혈관 등 주변 구조물과의 관계를 파악해야 안전하고 정확한 수술을 진행할 수 있습니다. 또한 다른 장기로의 전이 여부 및 림프절 전이 가능성을 확인하여 수술 계획 수립에 도움을 줄 수 있습니다. 구체적인 수술 계획을 세우기 위해 이 같은 영상 및 핵의학 검사가 이루어지는 한편 환자의 기저질환이 수술에 미치는 영향을 파악하기 위해 심장기능평가나 폐기능검사, 기본적인 혈액검사 등이 시행될 수 있습니다. 난이도가 높고 복잡한 수술인 만큼 환자 개개인에 맞춰 추가적인 검사가 진행될 수 있으며 반대로 일부 검사는 생략할 수도 있습니다.

수술 전까지 환자가 주의해야하는 음식이나 행동이 따로 있지는 않으나 간 기능에 영향을 미칠 수 있는 건강보조식품은 자제하도록 권유합니다.

42 복강경이나 로봇으로 수술해도 되나요?

복강경이나 로봇수술의 장점은 통증이 적고 회복 기간이 짧다는 것입니다. 따라서 우리나라의 많은 외과 수술에서 광범위하게 적용되고 있습니다. 그러나 췌장암에서는 아직까지 로봇/복강경 수술이 개복수술보다 좋다는 연구 결과가 뚜렷하지 않기 때문에 개복수술이 원칙입니다. 왜냐하면 췌장암에서의 로봇/복강경 수술은 난이도가 매우 높기 때문에 충분히 숙련된 의사에 의해 시행되지 않을 경우 종양을 직접 건드리지 않으면서 종양으로부터 충분한 안전거리를 두고 완전히 절제해야 한다는 종양학적인 원칙이 제대로 지켜지지 않거나, 환자의 안전이 문제가 되는 경우가 발생할 수 있습니다. 따라서 사전에 충분히 담당의사와 상의하고 수술 방법을 선택하는 것이 좋습니다.

43 (유문보존)췌십이지장 절제술은 어떤 수술인가요?

췌십이지장 절제술 또는 휘플씨 수술(whipple operation)은 암이 췌장의 머리 부분에 생겼을 때 시행하는 수술법 중 하나로, 췌장의 머리와 십이지장, 소장 일부, 위의 하부, 총담관과 담낭을 절제한 뒤 남은 췌장·담관 및 위의 상부에 소장을 연결하는 것입니다. 의사에 따라 차이는 있지만, 최근에는 암이 위와 십이지장이 연결되는 부위까지 침범하지 않은 경우라면 위 부분 절제를 피하는 유문보존 췌십이지장 절제술이 널리 쓰입니다.

유문보존 췌십이지장 절제술은 췌십이지장 절제술과 비슷하나 위를 보존한다는 점이 다릅니다. 유문부(幽門部)는 위의 넓은 몸통 아래쪽, 십이지장으로 이어지는 부분입니다. 췌십이지장 절제술은 까다로운 편이지만 최근 수술 기법과 마취 기술 및 중환자 치료법이 발전한 덕에 수술 사망률이 1%대로 줄었고 5년 생존율도 높아져서, 절제가 가능한 췌장 두부암에 대한 최선의 치료법입니다. 그러나 합병증 발생률은 30~40% 전후로 여전히 높은 편입니다. 가장 흔한 합병증은 췌장 문합부(吻合部, 수술 후 장기들을 연결한 부위)의 췌액 누출, 위 배출 지연(위의 운동이 정상이 아니어서 위가 잘 비워지지 않는 상태) 등입니다.

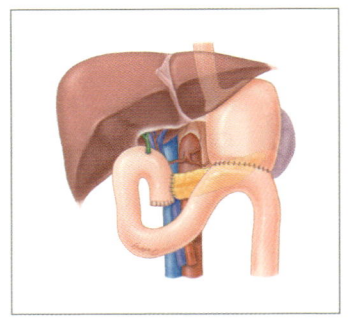
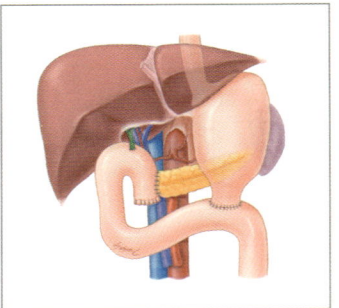

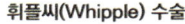

휘플씨(Whipple) 수술   유문보존 췌십이지장 절제술

그림 20. 췌십이지장 절제술과 유문보존 췌십이지장 절제술 모식도

44 원위부 췌장 절제술은 어떤 수술인가요?

암이 췌장의 몸통이나 꼬리에 발생했을 경우에는 종양을 포함하여 췌장의 몸통에서 꼬리까지 전부 또는 꼬리 부분만 제거하는 원위부 췌장 절제술(distal pancreatectomy)을 시행합니다. 이때 췌장 꼬리 근처에 있는 비장(脾臟, 지라)도 같이 제거합니다. 췌십이지장 절제술에 비해 수술 시간이 짧고 난이도도 높지 않은 편입니다.

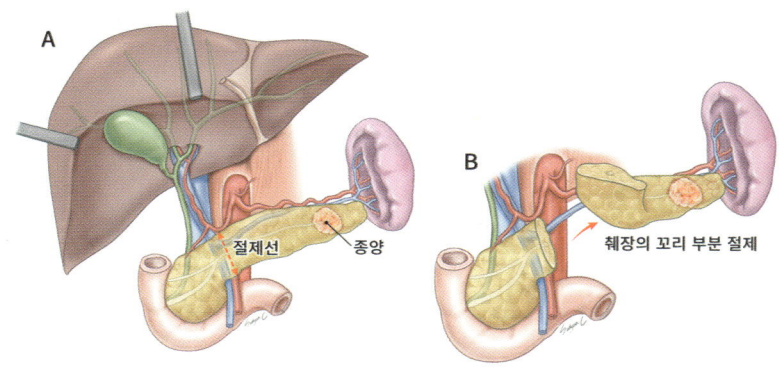

그림 21. 원위부 췌장 절제술 모식도

45 췌전절제술은 어떤 수술인가요?

췌십이지장 절제술에서는 췌장의 일부를 남겨놓는 반면, 췌전절제술(total pancreatectomy)은 췌장을 전부 제거하는 수술로 암이 췌장 전체에 걸쳐 있을 때 시행합니다. 암이 췌장 전체에 걸쳐 있으므로 종양학적으로는 췌십이지장 절제술보다 예후가 좋지 않습니다. 수술 후 대표적 합병증은 당뇨와 소화장애인데 췌장이 없기 때문에 췌장에서 생성되던 췌액과 호르몬이 생성되지 않으므로 이와 같은 합병증이 생길 수밖에 없습니다. 따라서 췌액과 호르몬을 대체할 고단위 소화효소제와 인슐린의 투여가 필수적입니다.

46 췌장암인데 십이지장, 담도, 비장 등은 왜 절제하나요?

췌장, 간, 담낭, 담도는 태아가 처음 생길 때 해부학적으로 같은 기원에서 시작되어 만들어지는 장기입니다. 따라서 이들은 주변의 공통 혈관을 통해 혈액 공급을 받고 매우 밀접하게 연결되어 있습니다. 이런 환경에서 췌장에 암이 생기면 주변 조직으로의 침범이 조기에 발생하고 췌장으로 가는 혈관을 차단하면 주변 조직으로 가는 혈류도 같이 차단되는 경우가 많아서 수술할 때 함께 절제하는 것입니다.

47 췌장암 수술 시간은 얼마나 걸리며 입원 기간은 얼마나 되나요?

암의 위치가 어디인가에 따라 차이가 많이 납니다. 췌두부암의 경우 췌십이지장 절제술을 시행하므로 수술 시간은 약 4~6시간 정도 걸리고 수술 후 퇴원까지 약 2~4주 정도 소요됩니다. 췌미부암의 경우 췌미부 절제술을 시행하므로 수술 시간은 약 3~5시간 정도 걸리고 수술 후 퇴원까지 약 1~2주 정도 소요됩니다. 그러나 췌장 절제술은 수술 후 합병증 발생 비율이 높으므로 합병증이 발생하면 입원 기간은 예상보다 많이 길어질 수 있습니다.

48 수술 후 상처는 어느 정도 생기고 어떻게 관리하나요?

상처는 수술 방법에 따라 그 위치 및 크기에 차이가 발생합니다. 복강경이나 로봇수술과 같이 최소침습수술을 할 경우 각 기구가 들어가는 위치에는 1~2cm 정도의 작은 상처가 발생하며 이와 별도로 절제한 종양 및 장기를 빼내기 위한 5~10cm 정도의 추가적인 상처가 생깁니다. 개복수술로 진행하는 경우에는 이보다 큰 절개선이 필요하여 복부의 중앙 부분에 세로로 15~20cm 이상의 상처가 발생하며 시야 확보 등이 잘 되지 않는 경우에는 세로 상처 외에 가로로 추가적인 절개 상처가 발생할 수 있습니다. 수술 상처가 덧나는 경우는 아주 흔한 편은 아니나 10명 중 한 명 꼴로 상처에 염증이 발생하여 추가적인 처치가 필요할 수 있습니다. 피부는 봉합용 실이나 금속 스테이플러로 봉합하는데 이러한 봉합사나 스테이플은 제거가 필요하며 상처의 상태가 괜찮다면 일반적으로 1~2주 사이에 제거를 시도합니다.

49 수술 후 배액관은 왜 가지고 나오고 어떻게 관리해야 하나요?

수술 후에는 배액관을 가지고 나오게 되는데 의료진의 판단에 따라 1~3개의 배액관을 넣는 것이 일반적입니다. 배액관은 수술 후 몸속에 고여 있는 다양한 액체를 흡입하는데, 이렇게 체내에 고인 액체들을 제거하는 의미도 있지만 그 성상을 확인하여 복강 내 상태를 파악하는 중요한 수단이 됩니다. 췌장과 공장(소장의 일부)을 연결한 췌-공장 문합 부위에 발생하는 누출은 없는지, 담도와 공장사이 문합부에 누출은 없는지, 수술 후 급성적인 출혈은 없는지 등을 배액관을 통해 확인할 수 있습니다. 이를 통해 복강 내 상태를 빠르게 파악하고 적절한 조치를 취하는 데 도움을 줍니다. 배액관은 의료진의 판단에 따라 이르면 2~4일 내에 제거하는 경우도 있으나 1~2주 이상 또는 상당 기간 가지고 있어야 하는 경우도 있습니다. 기본적으로는 음압을 유지한 채로 관리되나 배액되는 양상 및 그 양에 따라 음압 없이 주머니만 연결해 놓는 경우도 있을 수 있습니다.

50 수술 후 통증은 어떻게 조절하고 언제부터 밥 먹고 걸을 수 있나요?

통증을 느끼는 정도는 개인별로 차이가 크지만 보통 수술 직후부터 수술 후 1~2일째까지가 가장 심한 편이며 시간이 지날수록 호전되는 양상을 보입니다. 수술 후 며칠간은 무통

주사라고 불리는 자가통증 조절장치를 사용하는 경우가 흔하며 마약성진통제를 사용하여 조절합니다. 이후 먹는 진통제로 조절 가능한 정도까지 통증이 감소하는 경향을 보이지만 약간의 통증 및 불편감이 수주 이상 지속될 수 있습니다.

수술의 범위와 환자의 상태에 따라 식이 진행 시점이 결정되는데 수술 후 2~4일경부터 시작하는 경우가 일반적입니다. 췌장암 수술은 위배출 지연 합병증 발생 가능성이 있으며 이러한 합병증이 발생할 경우 상당 기간 금식을 유지해야 할 수 있습니다. 하지만 다른 특별한 사정이 없으면 조기에 식이를 시작하도록 권유하고 있습니다.

보행은 수술 1~2일 후부터 가능하며 되도록 조기에 보행할 것을 권유합니다. 적극적으로 보행하여야 장 움직임이 빠르게 회복되며 침상에서 누운 채로 움직이지 않으면 혈전과 폐 합병증 발생 가능성이 커집니다. 또한 하지 근육이 위축되어 추후 재활 치료가 필요해지고 일상생활로의 복귀가 늦어질 수 있습니다. 따라서 수술 후 1~2일이 경과한 시점부터는 적극적으로 걷기 운동을 해야 합니다. 폐렴 등의 폐 합병증을 줄이기 위하여 심호흡 및 폐활량계를 활용한 호흡기 운동을 적극적으로 해야 합니다.

51 수술 후 합병증이 많다고 하는데 대표적인 합병증은 무엇이며 왜 이런 합병증이 생기나요?

췌장암은 수술 범위가 넓기 때문에 광범위한 장기의 절단 및 연결 후 해부학적 구조의 변화와 관련된 합병증이 발생할 수 있습니다. 또한 췌장 절제 후 소화액을 분비하는 외분비 기능과 인슐린 등 호르몬을 분비하는 내분비 기능이 감소하여 다양한 소화기 증상과 당뇨 등의 합병증이 발생할 수 있습니다.

수술 후 초기 합병증은 췌장과 공장(空腸), 담도와 공장, 위 혹은 십이지장과 공장의 문합부(수술 후 장기들을 연결한 부위), 혹은 원위부 췌장 절단면의 누출, 농양, 국소 복막염, 췌장염, 출혈, 위 배출 지연 등입니다. 특히 췌장은 단백질 및 지방을 분해하는 효소들을 포함하고 있는 소화액인 알칼리성의 췌장액을 분비하는데 이러한 소화액의 분비는 췌장과 소장의 연결 부위 혹은 원위부 췌장 절단부가 아무는 걸 방해하는 원인이 될 수 있습니다. 그리고 췌관의 크기와 췌장 실질의 염증 정도에 따라 췌장과 소장의 연결 부위 혹은 췌장의 절단부의 회복에 영향을 줄 수 있으며 췌장액의 누출이 조절되지 않는 경우 국소적인 염증 혹은 감염부터 출혈, 패혈증 등의 심각한 합병증으로 이어질 수 있습니다.

후기 합병증으로 당뇨, 소화기 궤양 및 출혈, 소화장애가 발생할 수 있으며 그 외에도 담도와 소장 문합부의 협착으로 인한 간내 결석증, 역행성 담관염, 간농양, 췌장염, 장 유착 및 탈장 등이 발생할 수 있습니다. 특히 췌장에서 분비하는 대표적인 호르몬인 인슐린 분비가 일정 이상 감소하면 당뇨가 발생할 수 있고, 소화액의 분비가 줄어 소화불량, 복통, 설사 등이 생길 수 있습니다.

이와 같이 췌장 절제술은 수술 후 다양한 합병증이 발생하는 경우가 많기 때문에 합병증의 치료가 수술적 치료에 포함된다는 포괄적인 생각을 가지고 치료에 임해야 하겠습니다.

52 수술로 췌장을 떼어내도 살아가는 데 지장이 없나요?

수술 후에는 일반적으로 췌장 조직의 전체 부피가 감소하므로 감소 정도에 따라 소화력이 감소하고 당뇨가 발생할 수 있습니다. 단백질과 지방을 분해하는 소화기능의 감소는 소화효소를 포함하고 있는 소화제 투여로 조절할 수 있습니다. 당뇨의 정도 및 신체 상태에 맞게 당뇨약을 복용하거나 인슐린 호르몬 주사를 맞으면 어느 정도 조절이 가능합니다.

53 췌장암 환자로 수술을 했는데 퇴원 후 주의할 사항을 알려 주세요.

췌장의 절제 후 췌장효소가 충분히 분비가 되지 않아 소화가 어려울 수 있습니다. 췌장에서는 단백질과 지방을 분해하는 강력한 소화효소가 나오는데 탄수화물을 분해하는 효소는 우리 몸의 여러 기관에서 분비가 되어 췌장 기능이 감소하더라도 탄수화물을 소화하는 데 큰 어려움이 없지만, 단백질과 지방의 소화는 잘 안될 수 있습니다. 그래서 특히 수술 초기에는 영양분을 흡수하는 데 있어 부담이 적은 탄수화물 위주로 식단을 조절하고 단백질과 지방은 소량만 섭취하는 것이 좋습니다. 남아있는 췌장 기능의 정도에 따라 음식을 어떻게 조절해야 하는지 결정하는 것이 이상적이지만 현실적으로 췌장 기능의 정확한 평가가 어렵기 때문에 일반적으로 과식을 피하고 기름기 많은 음식을 피할 것을 권고합니다. 장기적으로는 탄수화물, 지방, 단백질을 균형 있게 섭취하면서 췌장 소화제를 충분히 복용하여 소화가 잘되도록 해야 합니다. 또 인슐린 분비가 감소하여 당뇨가 발생할 수 있으니 주기적인 검사가 필요합니다. 수술 후 장기가 제자리를 잡으려면 약 3~6개월 정도가 걸립니다. 몸에 무리가 가지 않는 가벼운 운동을 규칙적으로 반복하는 것이 좋으며 적정 체중을 유지하는 것이 중요합니다. 장기적으로 본인의 신체 능력에 맞추어 꾸준히 심폐운동과 근력운동을 병행해 가는 것이 무엇보다도 중요합니다.

췌장암의
항암제 치료

54 항암 치료의 역할은 무엇인가요?

항암 치료는 목적에 따라 크게 세 가지로 나눌 수 있습니다.

첫째는 수술 전 항암 치료로, 완치적 목적의 수술 절제가 가능하도록 종양의 크기를 줄이기 위해 시행합니다.

둘째는 수술 후에 하는 보조적 항암 치료로, 수술 후 눈에 보이지 않는 미세 전이에 의해 종양이 재발하는 것을 방지하기 위해 시행합니다.

셋째는 고식적 항암 치료로, 수술이 불가능할 경우에 실시합니다. 다시 말해서 수술과 방사선 치료가 불가능해 완치는 어렵지만, 암세포의 성장세를 둔화시켜 생명을 연장하고 암으로 인한 증상을 완화하여 삶의 질을 높이는 것을 목적으로 합니다.

55 항암제 치료는 어떻게 하는 건가요?

항암제 치료의 기전은 주로 암세포의 증식을 막거나 암세포를 죽이는 것입니다. 항암제 치료는 다년간의 임상 시험 결과에 따라 효과와 안전성이 가장 적절하다고 인정된 약제로 시행합니다. 각 항암제의 특징에 따라 단일 항암제를 사용하거나 암세포를 좀 더 효과적으로 죽이고 내성이 나타나는 것을 늦추기 위해서 기전이 서로 다른 두세 가지 항암제를 동시에 사용하는 병용 치료를 시행하며, 치료 효과는 주로 2~3개월 간격으로 CT 등을 통해 확인합니다.

약물에 따라서 투여 방법(주사 또는 경구), 시기나 용량에도 차이가 있고, 동일한 항암제를 사용하더라도 개인에 따라 항암 약제에 대한 반응, 부작용의 정도는 환자마다 다르게 나타날 수 있습니다. 약물 투여 주기나 용량은 어떤 약과 동시에 사용할 것인지, 환자의 회복 상태 등에 따라서 차이가 있을 수 있습니다.

항암제 치료 방법은 암의 크기와 위치, 병기, 환자의 나이와 건강 상태 등을 두루 고려하여 선택합니다. 경우에 따라 한 가지 방법으로 치료하기도 하고 여러 약제를 병용하기도 합니다. 수술 전 또는 수술 후에 시행되기도 하며 때로는 방사선 치료 같은 다른 치료와 병용해서 시행되기도 합니다. 이렇게 다양한 약물치료 방법이 존재하므로 환자와 보호자는 주치의와 상의하여 치료 과정에 대해 사전에 충분히 알고 있어야 합니다. 또한 항암제 외의 다른 약제를 함께 사용하는 경우 부작용이 증가할 수도 있고 효과가 감소할 수도 있어, 다른 약을 복용하고 있는 경우 항암제 치료 전에 주치의에게 알려야 합니다.

56 항암제 치료 중 부작용이 생기면 어떻게 하나요?

암을 치료할 때 정상 세포와 조직을 손상시키지 않고 순전히 암세포만 제거하거나 파괴하는 것은 사실상 불가능하기 때문에 치료 과정에서 여러 가지 부작용이 발생할 수 있습니다. 부작용의 종류와 정도는 환자마다 차이가 있으며, 심지어 한 치료와 그 다음 치료가 다르기도 합니다. 이러한 부작용을 감소시키는 새로운 약제들이 꾸준히 개발되고 있으며, 항암제 치료 중에 부작용이 심한 경우는 주치의가 판단하여 항암제 용량과 일정을 조절하기도 합니다. 대부분의 부작용은 보존적인 치료 및 약제 투약 일정 조정/용량 감량 등을 통해 해결됩니다. 따라서 부작용은 숨기지 말고 담당 의사에게 호소하여야 합니다. 그러나 부작용을 줄이기 위해서 민간요법을 함부로 시행하는 것은 오히려 부작용을 증가시킬 수 있으므로 삼가야 합니다.

57 수술 안 하고 항암치료만 하는 경우는 언제인가요?

췌장암은 진단을 받은 다음 수술할 수 있는 가능성이 20% 전후 밖에 안 됩니다.

수술이 불가능한 국소 진행형 3기 췌장암에서는 좀 더 적극적인 항암치료가 필요하며, 방사선 치료를 병행 또는 순차적으로 시행하기도 합니다. 이 경우에는 다른 곳으로의 전이가 없고 췌장 주변에만 국한된 상태여야 합니다. 따라서 수술 불가능 상태에서 가능한 상태로 전환시켜 수술을 통한 완치까지 유도하거나, 수술은 시행할 수 없더라도 암의 크기를 줄여서 생존기간을 연장시키기 위해 시행합니다. 아울러 통증과 같은 증상을 호전시켜 환자가 살아가는 동안 삶의 질을 높이기 위한 목적도 함께 갖고 있습니다.

4기 암 환자는 전적으로 항암치료에만 의존합니다. 흔히 4기라면 췌장암 말기로 인식하여 절망감이 앞서게 마련이고 환자와 가족들은 항암치료에 대한 적극성을 보이지 않는 경우가 많습니다. 하지만 말기 암이란 증상 완화 목적의 보존적 치료(호스피스 완화치료)만 받는 환자로 4기 암 환자와는 엄연히 다릅니다. 최근 수년 사이에 항암치료가 비약적으로 발전되어 심지어 복강 내 전이로 인해 복수가 차거나 여러 장기에 암이 퍼져 있는 경우에도 적극적인 치료로 호전되어 통증 호전이나 복수 조절 등을 통해 삶의 질이 개선되고 생명이 연장되는 경우가 점차 늘고 있습니다. 또한 부작용을 더욱 감소시키는 여러 약제나 방법들이 개발되어 고령의 환자들에서도 항암치료를 받는 경우가 예전보다 많아지는 추세입니다. 기존에 개발된 약제들도 새로이 췌장암에 효과적이라고 알려진 약제와 함께 사용되어 더욱 효과적인 치료법을 찾기 위한 노력이 진행 중이며 더 나은 항암치료법이 계속해서 개발될 것입니다.

58 전이성 췌장암에서 많이 사용하는 항암제에는 어떤 종류가 있나요?

현재는 전신 상태가 좋은 전이성 췌장암 환자에서 1차 항암제로 폴피리녹스(FOLFIRINOX) 또는 젬시타빈(gemcitabine)과 아브락산(nab-paclitaxel) 병용 항암제 치료가 권고됩니다. 이러한 약제들은 정밀한 연구를 통해 입증된 상태로 종양의 진행을 억제하여 환자의 증상을 호전시키고 삶의 질을 향상시키며, 궁극적으로는 환자의 생명을 연장시키는 이득이 클 것으로 여겨집니다. 다만 항암제 치료로 인해 발생하는 부작용을 고려할 때 환자의 전신 상태와 기저질환에 대한 평가와 적극적인 의료 지원이 함께 이루어져야 합니다.

폴피리녹스 치료는 2주 간격으로 플루오로우라실, 류코보린, 옥살리플라틴 및 이리노테칸 약제를 투여하는 4제 약물치료로 효과가 가장 강력하나 부작용도 가장 많습니다. 고령 환자의 경우는 비교적 부작용의 위험 부담이 적은 젬시타빈과 아브락산 병용 치료를 시행할 수 있습니다.

전신 상태가 다소 떨어지거나 또는 기저질환으로 적극적인 항암제 치료가 어려울 것으로 여겨지는 환자에 대해서는 젬시타빈 기반의 항암제 치료나 경구 항암제 치료(S-1) 등이 가능합니다.

전신 상태가 매우 안 좋거나 적극적 치료에도 불구하고 조절되지 않는 동반 질환이 있는 경우 주된 치료는 최적화된 보존적 치료입니다.

59 항암제 치료 중에 약제를 변경하는 경우는 어떤 경우인가요?

항암제를 사용함에도 불구하고 병변이 증가하거나 내성이 발생하는 경우에는 1차 약제를 변경하여야 하는데, 이때는 일반적으로 이전에 사용하지 않았던, 이전 약제와는 작용 기전이 다른 약제를 사용합니다. 또한 항암제에 대한 부작용이 심한 경우도 다른 약제로 변경하여 부작용을 줄일 수 있습니다.

60 수술보다 항암치료를 먼저 받는 경우도 있나요?

수술 전 항암치료는 선행 보조치료라고 하며 절제 수술 전에 항암치료 및 방사선 치료를 시행하여 완전 절제율을 높이며,

미세 전이를 줄여서 장기 생존율을 높이고자 하는 치료법입니다. 현재 췌장암 환자에서의 선행 보조치료는 원격 전이가 없는 국소 췌장암이면서, 혈관 침범이 있는 경계성 절제 가능 췌장암 환자나 일부 조기 재발이 우려되는 절제 가능 췌장암 환자에게 주로 적용됩니다. 또한 동반 질환 등으로 전신 상태가 큰 수술을 감당하기에 어려운 경우에도 적용됩니다.

약제로는 전이성 췌장암에서 비교적 높은 반응률을 보인 폴피리녹스 치료가 주로 많이 권고됩니다. 보통 8주 간격으로 CT 등의 영상검사로 치료 반응을 평가합니다. 방사선 치료를 병용하기도 합니다. 수술 가능 여부는 외과, 영상의학과, 소화기내과 및 종양내과 의사들이 참여하는 다학제 진료로 결정되는 것이 좋습니다. 완전 절제가 중요하며 혈관 침범이 해결되지 않아 불완전 절제가 되는 경우에는 수술 후 재발의 가능성이 높아서 상대적으로 좋지 않은 예후가 예상됩니다.

선행 보조치료 후에도 절제 수술이 어려운 경우 항암제 치료를 계속 유지하거나 방사선 치료를 추가할 수 있으며 종양 상태, 부작용, 전신 상태 등에 따라 담당 의사와 상의하여 결정하는 것이 좋겠습니다.

61 수술했는데 항암치료를 추가로 해야 하나요?

수술 후에 하는 보조적 항암치료는 수술 후 체내에 남아서 눈에 보이지 않는 미세 전이에 의해 종양이 재발하는 것을 방지하기 위해, 즉 완치율을 높이기 위해 시행합니다.

근래에는 효과적인 항암제가 개발되면서 환자의 전신 상태가 허락하는 경우라면 보다 적극적인 보조 항암치료를 하는 것이 일반적으로 권고되며, 임상 연구 참여가 우선적으로 추천되기도 합니다. 하지만 항암치료의 결정에 있어서는 환자의 전신 상태를 고려하여 사용하는 것이 좋으며, 항암제마다 다양한 특징을 가지고 있어 진료 의사의 경험이 매우 중요합니다. 수술 후 보조 항암치료로 인한 부작용도 통상 조절 가능한 범위 이내이나, 일부 심각한 독성이 발생할 수 있으므로 담당 의사와 치료 결정 시에 안전에 대한 고려가 필요합니다.

수술 후 3개월 전에 시행하는 것이 좋으나, 고령 환자가 많고 상대적으로 큰 수술을 하는 췌장암의 경우 다른 암종과 달리 수술 후 전신 상태 회복에 개인차가 큽니다. 수술 후 전신 상태 및 식사량의 회복이 빠르다면 최대한 빠른 시간에 시작하는 것이 좋지만, 상태가 안 좋은 경우에는 전신 상태가 충분히 회복되어 6개월의 항암치료를 완료할 수 있다고 여겨지는 시점에 시작하는 것이 좋습니다. 젬시타빈 단독 치료가 오랫동안 표준

치료였으나, 최근 젬시타빈-캡시타빈 치료 또는 폴피리녹스 치료(이 경우 용량을 감량한 변형 폴피리녹스 치료)가 더 좋은 결과를 보이고 있습니다. 이러한 폴피리녹스 치료는 효과가 강력하지만 부작용도 많아서 고령이나 전신 상태가 좋지 않은 환자들은 주의를 요합니다.

62 항암치료의 임상 연구 대상이 되라고 하는데 해야 하나요?

임상 시험은 사람에게 새로운 치료 즉 항암제, 방사선 치료 방법, 면역 물질, 영양 치료, 의료 장비, 행동 치료 등을 시도하는 일종의 연구 활동이며, 새로운 치료 방법이나 기존의 치료 방법을 새로운 방식으로 시도하는 과정입니다. 임상 시험에 참여하는 것은 일종의 실험 대상이 된다는 의미가 아닙니다. 임상 시험이 환자를 실험 대상 취급하는 것으로 오해하지 않아야 하며 가능한 모든 안정성을 동물 시험과 기초 임상 시험으로 검증한 경우에 한해서 시행되고 있다는 점도 이해하여야 합니다. 임상 시험은 철저하게 계획되며, 새로운 치료 방법에 대해 이미 확인된 정보에 근거하여 시행하며, 참여자의 안전을 위하여 식품의약품안전처에서 임상 시험이 시행되는 과정을 철저히 관리하고 관찰합니다. 임상 시험은 참여하는 의료진의 병원에서 연구자와 독립적으로 운용되는 기관윤리위원회에 의해 승인되고 감독됩니다. 참여자 전원의 동의서를 받으며 여기에는 임상 시험 목적, 참여자에게 시행하는 치료 내용, 그 치료의 가능한 부작용, 치료 자체의 위험과 장점 및 재정 부담 등이 설명되어 있습니다. 새로운 진단 혹은 치료법이 임상 연구를 통해 증명된다 하더라도 그것이 실제 환자 진료에 적용되기에는 시간과 비용이 필요합니다. 따라서 임상 시험에 참여함으로써 참여자는 새로운 치료 방법이 정식으로 채택되기 전에 미리 경험해 볼 기회를 얻는다는 점에서 임상 연구의 참여는 본인의 치료 성적을 높일 수 있는 가장 빠른 방법일 수 있습니다. 다만 임상 연구의 디자인 및 성격에 따라 적용되는 환자의 특성이 다를 수 있기 때문에 임상 시험에서 시도하는 치료 방법이 보편적 치료 방법에 비해 우수하다고 입증된 것은 아니며, 예기지 못한 부작용이 초래되거나 시간이 많이 경과할 수도 있습니다. 새로운 치료 또는 고가의 항암제라고 하여 다 좋은 것은 아닙니다. 또한 임상 시험 대상자로 선정되기 위해서는 각 임상 시험마다 나름대로의 세밀하고 까다로운 조건이 있어서 누구나 참여할 수 있는 것도 아닙니다. 따라서 기존 치료를 포기하고 임상 시험에 무조건 참여하기보다는 주치의와 신중하게 상의하여 결정하는 것이 바람직합니다. 이 과정에서 정답이란 없으며, 임상 시험 참여 결정은 궁극적으로 참여자가 내려야 합니다. 환자는 언제든지 임상 시험을 중단할 수 있는 권리가 있습니다.

63 항암제 치료를 얼마나 오래 하나요?

항암제 치료의 치료 기간과 횟수는 항암제 치료의 목적과 항암제의 종류, 치료에 대한 반응, 부작용 정도에 따라 다릅니다.

수술로 췌장암을 완전히 제거할 수 있는 1기 또는 2기의 경우에는 수술 전후에 항암제 치료를 시행합니다. 수술 전 항암제 치료 기간은 치료 반응 혹은 수술적 치료의 가능 여부에 따라 다양하며, 진단 후 바로 수술한 경우 항암제 치료를 대개 6개월 동안 시행하게 됩니다. 수술이 불가능한 국소 진행형 3기 췌장암이나 전이가 있는 4기 암의 경우 암의 크기를 줄여서 환자가 좀 더 오래 생존할 수 있도록 유도하고, 통증과 같은 증상을 호전시켜 환자의 삶의 질을 높이기 위해 항암제 치료를 시행하게 됩니다.

64 항암제 치료를 했는데 치료 효과가 없으면 어떻게 하나요?

효과가 개선된 항암제들이 최근에 많이 개발되어 예전보다 치료 성적이 좋아졌지만, 안타깝게도 모든 환자들에서 항암 치료 효과가 좋은 것은 아닙니다. 특정 항암제에 좋은 반응을 보이면 같은 항암제로 계속 치료를 하게 됩니다. 그러나 처음에 치료 반응을 보였다 해도 암세포가 그 항암제에 내성이 생기면 줄어들었던 암이 다시 커지거나 다른 장기로 번지는 전이가 발생하게 됩니다. 처음부터 항암제에 반응하지 않는 1차 내성도 있고, 처음에는 반응하다가 일정 기간이 지나면 내성이 생기는 2차 내성(획득내성)도 있습니다. 암세포가 항암제 내성을 획득하여 암이 다시 진행되면 항암제 종류를 바꾸어 치료하게 됩니다.

65 고령이라도 항암제 치료를 견딜 수 있나요?

한국인 사망원인 1위로 지목되고 있는 암은 매년 환자 수가 증가하며 노년층이 차지하는 비중도 점차 높아지는 추세입니다. 노화에 따른 신체, 정신적 변화로 인해 독성 반응에 취약하고, 고혈압, 당뇨병 등 동반되는 만성 질환의 수가 많은 점 등을 고려해서 의료진들도 매우 조심스럽게 항암제 치료 여부를 고민하게 됩니다. 그러나 나이로 모든 것을 판단하지는 않습니다. 항암제 치료에 잘 견딜지 여부는 숫자로써의 나이보다는, 평소에 시행한 건강관리와 연관 있는 신체적인 나이가 매우 중요합니다. 또한 젊은 사람처럼 많은 용량의 항암제를 받지 못하는 사람이라도 항암제 용량을 줄이면 별다른 부작용 없이 치료를 받는 경우도 많습니다. 물론 효과는 줄어들겠지만, 그래도 치료하지 않는 것보다는 훨씬 도움이 될 수 있습니다. 게다가 항암제 치료 부작용을 줄이는 약제들이 많이 개발되었고, 또 부작용이 적으면서 효과는 더 우수한 항암제들도 많이 개발되고 있습니다.

66 항암제는 부작용이 많다고 하는데 흔한 부작용은 무엇이며 부작용을 줄일 수 있는 방법은 무엇인가요?

항암제 치료는 전신의 세포에 영향을 미치면서 다양한 부작용을 일으킵니다. 흔한 부작용은 감염, 출혈, 오심, 구토, 설사, 구강 내 상처(구내염, 점막염), 설사, 식욕부진 등입니다. 항암제는 골수 세포를 억제하기 때문에 적혈구와 백혈구, 혈소판의 양이 줄어듭니다. 따라서 가벼운 출혈이나 쉽게 멍이 드는 증상 등이 생길 수 있고, 면역력이 떨어지면 세균 감염에 의한 증상이 나타날 수 있습니다. 그러나 대부분의 부작용은 치료 후 일정 기간이 지나면 사라집니다.

일반적인 부작용과 관리 방법은 다음과 같습니다.

- **오심과 구토**

항암제 치료 동안 나타나는 주된 증상으로, 대부분의 항암제가 정도의 차이는 있지만 오심, 구토를 일으킬 수 있으며, 실제 약 70~80%의 환자가 오심, 구토를 경험합니다. 원인은 항암제가 뇌의 중추신경계와 위장관의 점막에 작용하기 때문입니다. 대개 항암제를 투여한 후 1시간에서 길게는 8시간 후에 증상이 나타나기 시작하며, 항암제 투여 후 1주까지도 오심, 구토가 있을 수 있습니다. 어떤 환자는 항암제를 맞으면 토할 것이라는 이전의 경험으로 항암제를 투여 받기 전부터 오심, 구토를 느끼기도 합니다. 오심과 구토는 대부분 억제가 가능하고,

최소한 그 증상을 경감시킬 수 있으므로 오심 증상이 나타나면 즉시 의료진과 상의하는 것이 좋습니다.

■ 탈모

탈모는 신체적인 고통보다는 환자에 주는 심리적인 영향이 큰 부작용입니다. 많은 항암제들이 정도의 차이는 있지만 대부분 모발 손상을 일으킬 수 있습니다. 대개 항암제 치료 후 1~2주부터 빠지기 시작하여 2개월에 가장 심해집니다. 이러한 탈모는 머리카락뿐만 아니라 신체의 다른 부위에서도 일어날 수 있습니다. 이 부작용은 일시적인 것으로 치료 기간 동안 가발이나 모자, 스카프 등을 사용하여 손상된 모발을 가릴 수 있으며, 머리카락은 화학요법이 끝난 후 6~12개월이 지나서야 회복되기 시작합니다.

■ 피부 및 손톱의 변색

가장 흔히 나타나는 부작용은 피부색이 검어지는 것이나 외관상의 문제를 제외하면 문제가 없습니다. 피부가 건조해지고 가렵기도 하고 여드름 등이 생기기도 하며 손톱, 발톱이 검어지고 갈라지기도 합니다. 이러한 부작용은 대부분 스스로 관리할 수 있습니다. 만약에 여드름이 생겼다면, 항상 얼굴을 청결하게 유지하고, 피부용 연고나 치료용 비누를 구입하여 사용할 수 있습니다.

건조함을 예방하기 위해서는 샤워하거나 목욕할 때 오랜 시간 동안 뜨거운 물을 사용하기보다 짧은 시간 내에 끝내고 크림이나 로션을 바르는 것이 좋습니다. 항암제를 정맥을 통해 주사하는 경우 항암제에 따라서는 혈관을 자극하여 경미한 통증을 일으키기도 하며, 혈관에 염증을 일으켜 혈관이 딱딱해지고, 혈관 위의 피부색이 혈관을 따라 검게 변하기도 합니다. 정맥주사를 할 때 항암제가 혈관 밖으로 새어 나오는 경우 항암제에 따라서는 주위 조직에 심한 손상을 주어 조직의 일부가 죽어 영구적인 상처나 흉터를 남길 수 있습니다. 따라서 항암제를 정맥주사 할 때는 주의가 필요하며, 최근에는 '케모포트'라는 장치를 피부 밑의 중심정맥관에 삽입하여 장기간 사용하기도 합니다.

- **점막염**

항암제의 종류에 따라 그 정도 및 빈도가 다르지만, 항암제에 의한 구강점막 상피세포의 손상으로 입안이 헐고 통증을 느낄 수 있습니다. 대개 항암제 치료 후 5~7일 후에 증상이 나타나는데, 음식물을 씹고 삼키기가 어려워지고, 전혀 먹지 못하는 경우에는 입원하여 정맥주사로 수액 공급을 받아야 합니다. 또한, 심한 경우에 입안의 상처를 통해 세균이 침투하여 염증이 생길 수도 있습니다. 구강 청정액으로 입안을 자주 헹구는 등의 방법이 예방에 도움이 되며, 약 2~3주가 경과하면 완전히 회복

되므로 그동안 구강을 청결하게 하여 이차적인 감염을 막는 것이 중요합니다. 자극성이 있는 음식을 피하며, 심한 경우 통증을 완화하기 위하여 국소 마취액이 포함된 액으로 입안을 헹구는 것이 도움이 될 수 있습니다.

구강뿐만 아니라 내장에 점막염이 생기는 경우도 있는데, 이런 경우에는 설사를 일으키며, 설사가 심한 경우 탈수를 막기 위해 정맥주사로 수액을 공급해야 하는 수도 있습니다. 심한 설사가 지속되거나 심한 복통이 동반될 때에는 의사와 상담이 필요합니다.

- **신경계 부작용**

가장 흔한 것은 말초신경에 일어나는 부작용인데, 말초신경 병증을 일으켜 손끝, 발끝이 저리고 무감각해지고 약해지며 통증까지 수반할 수 있습니다. 대부분의 경우 경미하며 치료가 끝난 후에는 완전히 회복이 됩니다. 그러나 약제나, 투여된 용량과 기간에 따라서 치료가 끝난 후에도 증상이 지속되거나 회복되기까지 기간이 오래 걸리는 경우도 있습니다. 이러한 부작용을 예방하거나 치료하는 효과적인 방법은 아직까지 없으므로 심한 경우 증상을 완화시키는 약을 처방하거나 원인 항암제의 용량을 줄이거나 중단할 수도 있습니다. 또한 내장을 지배하는 신경에 부작용이 생기는 경우에는 복통, 구토, 변비 등의 증상을 일으키기도 합니다. 변비를 예방하기 위해 물을 많이 마시고 채소 섭취를 늘리며, 규칙적인 활동과 운동을 하는 것이 도움이 될 수 있습니다.

■ 감염

대부분의 항암제는 혈액세포를 활발히 만들어내는 장소인 골수의 기능을 저하시킵니다. 골수에서 만들어지는 백혈구는 세균 감염을 막는 역할을 하므로 백혈구 수가 감소하면 감염의 위험성도 높아집니다. 이러한 감염은 구강, 피부, 폐, 요로, 직장, 생식기 등 신체 어느 부분에서나 발생할 수 있습니다.

백혈구 감소가 있는 경우 균이 몸에 들어오면 급속도로 감염이 진행하여 패혈증으로 사망할 수 있으므로 주의를 요합니다.

백혈구 수의 감소는 대개 항암제 치료를 시작한 후 1~2주에 시작하여 2~3주에 최저로 떨어집니다. 이후 3~4주에 정상으로 회복되는데, 백혈구 수가 감소한 기간에 감염의 위험이 증가하게 되므로 화학요법 후에는 감염 예방을 위해 주의하여야 합니다. 가급적 많은 사람이 모이는 공공장소에 가는 것을 피하고, 손을 자주 씻고, 대변을 보고 나서는 좌욕을 하고, 매일 샤워를 하는 것도 도움이 됩니다. 또한, 피부를 통한 감염을 막기 위하여 피부를 건조하게 하지 말고 피부에 난 여드름이나 종기는 짜지 말도록 하며, 면도는 상처가 생길 가능성이 적은 전기면도기를 사용하는 것이 좋습니다. 감기나 전염성이 있는 질환을 가진 사람과의 접촉을 피하고, 환자를 간호하는 사람은 손을 자주 씻어 균이 손을 통해 환자에게 전염되지 않도록 합니다.

이러한 철저한 예방에도 불구하고 감염이 발생할 수 있는데 다음의 증상이 발생하면 감염의 가능성을 염두에 두고 빨리 병원으로 가서 진찰을 받아야 합니다.

- 38℃ 이상의 열이 나고 춥고 오한이 나는 경우
- 기침이 나고 목이 아픈 경우
- 소변을 볼 때 통증이 동반되는 경우
- 피부 상처 부위에 발적, 통증이 있는 경우 등

■ 빈혈

항암제 치료는 온몸에 산소를 공급하는 적혈구 생성을 저하시켜 빈혈을 일으킵니다. 빈혈로 인해 무기력과 피곤함을 느낄 수 있고 어지럼증, 숨이 차는 등의 증상이 동반됩니다. 항암제 치료를 받으면 정도의 차이는 있지만 대부분의 환자에서 빈혈이 생기는데, 빈혈이 심한 경우에는 수혈을 받을 수도 있습니다. 충분한 휴식을 취하고 힘든 운동을 피하도록 합니다.

- **출혈**

항암제에 의한 골수 억제 부작용 중에 혈소판 감소가 있습니다. 혈소판은 우리 몸에서 지혈 작용을 하므로 혈소판이 감소하면 출혈이 있어도 잘 멈추지 않고 사소한 상처로도 출혈 발생의 위험이 커집니다. 심한 혈소판 감소가 있는 경우에는 자발성 출혈이 생길 수도 있는데, 특히 출혈이 뇌나 내장에서 있는 경우는 생명을 위협할 수 있습니다. 쉽게 멍이 들거나 피부에 작은 붉은 반점이 생기거나 잇몸이나 코에서 피가 나는 경우, 혹은 붉은색 소변, 검거나 붉은색 대변이 배출되면 의사에게 알려야 합니다. 혈소판이 위험 수준으로 감소하는 경우 혈소판의 수혈이 필요한 경우도 있습니다. 양치질은 부드러운 칫솔을 사용하도록 하며 코를 후비지 말고 다치기 쉬운 운동이나 활동은 피해야 합니다.

67 표적 치료제란 무엇인가요?

표적 치료제란 암세포에서 과도하게 나타나는 수용체나 단백질, 유전자 등을 선택적으로 차단하여 정상 세포에 피해가 가급적 덜 가도록 하는 약물입니다. 독성이 전혀 없지는 않다 해도 그 양상이 많이 다릅니다. 개발된 약제 가운데 엘로티닙(erlotinib, 상품명 타세바)은 젬시타빈(gemcitabine)과의 병합 치료로 생존 연장 효과가 보고된 바 있습니다. 또한 최근 올라파립

(olaparib)이라는 항암제가 *BRCA* 검사 양성인 전이성 췌장암 환자의 유지요법으로써 가능성을 확인하여 미국 식품의약품청(FDA) 허가를 받았습니다. 유방암과 난소암의 발생 확률을 높이는 것으로 알려져 있는 *BRCA* 유전자의 돌연변이는 췌장암의 발생 증가와 연관이 있는 것으로 알려져 있습니다. 따라서 *BRCA* 변이가 확인된 췌장암에서 백금기반 1차 항암제 치료(주로 폴피리녹스 항암제 치료)에 반응이 16주 이상 유지되는 경우 부작용이 많은 폴피리녹스 항암제 치료를 대신하여 올라파립 항암제를 사용할 수 있습니다.

68 정밀 치료란 무엇인가요?

정밀 의학(precision medicine)은 환자마다 다른 유전, 환경, 생물학적 특성을 종합적으로 분석하여 개인의 상황에 따른 질병 예측 및 예방, 최적의 맞춤 치료를 제공하는 방식을 의미합니다. 종양의 치료에 있어서는 개인별 생체 유래 정보를 수집하고 통합, 분석하는 과정을 통해 환자 개인에 맞는 적절한 시기에, 최적의 치료를 실시하는 개인 맞춤형 치료를 의미합니다. 생체 유래 정보는 혈액 혹은 종양 조직을 채취하고 가공하여 얻을 수 있는 유전자 정보, 단백질 정보 등을 포함합니다. 2003년 발표된 인간 게놈 프로젝트는 인간 유전자 배열을 분석하여 유전자 지도를 만들기 위한 프로젝트로써 정밀 의료 시작의 기반이 되었습니다. 정밀 의료의 대표적인 사례 중 하나로, 미국 유명배우인 안젤리나 졸리는 자신이 유방암 유전자 *BRCA* 1/2 유전자 변이가 있음을 알고 예방적 유방절제술을 받았습니다.

췌장암에서 있어서는, *BRCA* 유전자 변이가 확인된 췌장암 환자에서 백금기반 1차 항암치료에 반응이 좋은 경우 독성이 강한 세포 독성 항암제 대신 유지 치료 목적으로 효과를 보인 올라파립이라는 표적 항암제가 대표적입니다. 또한 DNA 복제 과정에서 생기는 오류를 복구하는 역할을 하는 유전자들의 이상이 있는, 수술 불가능 혹은 전이성 췌장암 환자에서 면역 항암제(면역관문 억제제, immune checkpoint inhibitor)를 사용할 수 있습니다. 비록 다른 암종에 비해 유전자 기반의 정밀 의학 치료의 적용이 미미하지만, 지속적인 치료제 개발 및 관련 연구들이 진행 중이므로 향후 췌장암 정밀 의학의 발전과 적용을 기대하고 있습니다.

69 면역 항암 치료란 무엇인가요?

가장 바람직한 항암 치료는 암세포를 선택적으로 죽이면서 정상 세포에는 되도록 손상을 주지 않는 치료법입니다. 그러나 항암제 치료나 방사선 치료 모두 정상 조직에 대한 어느 정도의 손상을 피할 수는 없습니다. 이러한 부작용을 최대한 줄이면서 인체의 질병에 대한 방어 시스템 가운데 하나인 면역기전을 이용해서 암세포를 제거하고자 하는 치료가 면역 항암 치료입니다. 종양 면역 치료는 생체 내의 능동적인 면역 반응을 유도하는 종양 백신, 면역 보조제, 면역 물질(사이토카인 등)과 면역 반응을 활성화시키는 면역 관문 억제제, 실제 종양을 제거하는 세포독성 T 세포 혹은 NK세포를 주입하는 방법 등으로 구분할 수 있습니다. 면역 항암제는 기존 항암제에 비해 부작용이 적고 특정 암종에서는 치료 효과가 매우 높으나 아직까지 췌장암 환자에서는 큰 효과를 보이지는 않습니다. 따라서 면역 항암제의 효과를 높이기 위한 연구들이 활발하게 진행되고 있습니다.

췌장암의 방사선 치료

70 방사선 치료는 언제 할 수 있나요?

절제가 가능한 췌장암에서는 수술 후 방사선 치료를 보조적으로 사용하여 국소 재발의 위험을 낮추는 효과가 있습니다. 또한 수술 전 보조적 방사선 치료를 통해 종양의 범위를 줄어들게 하여 췌장암 주변 혈관들과 수술 절제연에 암세포가 남아있지 않도록 해주는 효과가 있습니다. 또한 수술 중에 방사선을 조사(照射)하기도 합니다. 이렇게 하면 주위 조직의 손상을 최소화하면서 암 조직에 충분한 양의 방사선을 조사하는 것이 가능할 수도 있습니다.

췌장암 환자 중 수술적 절제가 불가능하지만 전이는 없는 사람이 20~30% 정도 되는데, 이런 국소진행성 췌장암 환자들에게 방사선 치료를 시행할 수 있습니다. 절제가 불가능한 진행된 췌장암에서는 방사선 치료와 항암제 치료를 병행하면 암의 크기를 줄이고 암의 진행을 늦추는 효과가 있고, 또한 종양 조절에 필요한 방사선량과 주변 정상 조직에 조사되는 방사선량을 줄여서 부작용을 감소시킬 수 있습니다. 이를 통해 생존 기간이 연장되는 경우가 많습니다.

한편, 암이 뼈로 전이된 환자는 심한 통증이 오고 골절이 생기기도 합니다. 특히 척추 뼈 전이가 골절을 유발하면 척수가 손상될 수도 있습니다. 따라서 통증 완화와 골절 예방을 위해 뼈 전이 부위에 방사선 치료를 시행하기도 합니다.

71 양성자 치료는 무엇인가요?

양성자 치료는 '사이클로트론'이라 불리는 가속기를 이용해 수소원자핵인 양성자를 가속(빛의 속도의 60%까지 가속)시켜 암 치료에 이용하는 것입니다. 또 기존 방사선 치료에 사용하는 엑스선은 통과 경로에 있는 모든 정상 조직에 영향을 주는 데 비해 양성자는 '브래그피크(bragg peak)'라는 특성을 가지기 때문에 중간의 정상 조직에는 방사선을 거의 방출하지 않고 종양의 표적 부위에 빠른 속도로 도달해서는 모든 에너지를 방출하고 사라집니다. 그 결과 기존 방사선 치료(엑스선 치료)에 비해 방사선 부작용이 적고 치료율을 높이는 장점을 가집니다. 췌장은 방사선에 민감한 정상 장기들(위, 십이지장 등)에 인접해 있어 기존 방사선 치료로는 췌장암에 충분한 양의 방사선을 전달하기가 어려운 경우가 많습니다. 하지만 이러한 양성자 치료의 장점을 이용하면 췌장암에도 충분한 방사선량을 전달하여 치료 효과를 높이면서 주변의 장기들에는 적은 양의 방사선이 도달하도록 하는 것이 가능하여 치료 효과를 높이면서 부작용을 최소화할 수 있습니다.

또한, 같은 방사선량으로 치료하였을 때, 기존 방사선 치료(엑스선 치료)에 비해 암세포를 죽이는 생물학적 효과가 양성자 치료는 1.1배로 일정하게 높고, 오랜 동안 축적된 기존 방사선 치료(엑스선 치료)의 데이터를 이용하여 치료 효과 및 부작용가능성을 예측할 수 있습니다. 따라서 일반 방사선 치료에 비해 양성자 치료를 적용할 경우 방사선 치료에 의한 부작용을 감소시키고 항암 치료와 병용의 가능성을 향상시켜 더 적극적인 암 치료가 가능해지고, 통상적인 방사선 치료에 비해 방사선 치료 기간을 단축해 항암 치료 휴식 기간을 감소시킬 수 있어 치료의 효과 향상 및 삶의 질 향상에 도움이 될 수 있습니다.

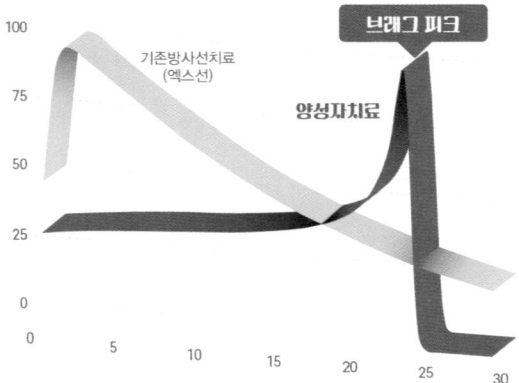

그림 22. 양성자 치료의 브래그피크

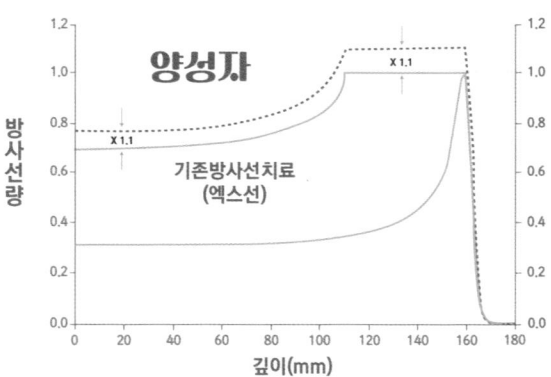

그림 23. 양성자 치료의 생물학적 효과

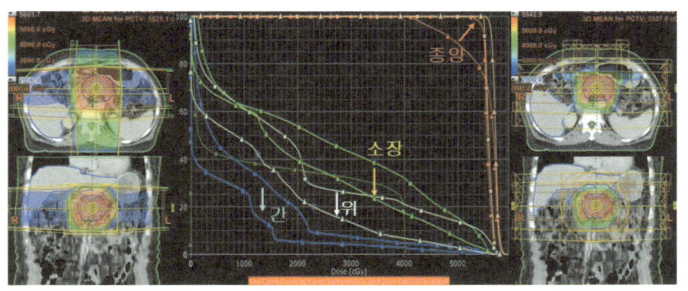

그림 24. 기존 방사선 치료와 양성자 치료의 방사선 선량 분포 비교

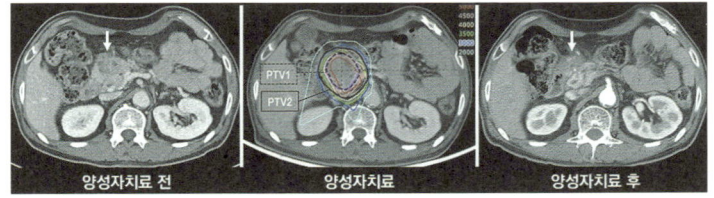

그림 25. 췌장암 양성자 치료와 치료 효과

72 항암제 치료, 방사선 치료를 다 해야 하나요?

췌장암의 생존율이 낮은 이유는 국소 제어율이 낮고 원격 전이율이 높기 때문입니다. 항암제 치료는 전신에 작용하는 치료로 원격전이의 위험을 낮추고 국소 제어를 가능하게 해주는 치료입니다. 방사선 치료는 국소 부위에 작용하는 치료로 국소 제어를 가능하게 해주는 치료입니다.

수술적 절제가 췌장암의 완치를 위해서 중요하나, 절제가 불가능할 경우 항암제 치료와 방사선 치료를 통해 치료를 진행할 수 있습니다. 췌장암에서는 항암제 치료의 경우 한가지 약제가 아닌 여러 가지 약제를 병용하여 사용하게 되는데, 이 경우 항암제 독성으로 인한 부작용으로 항암제 치료를 지속하기 어려운 경우가 있습니다. 이러한 경우 방사선 치료가 치료의 대안이 될 수 있습니다. 환자가 고령이거나 체력이 떨어져 항암제의 독성을 견디기 힘든 경우에도 췌장암에 대해 방사선 치료를 시행해 볼 수 있습니다.

또한 방사선 치료의 효과를 높이기 위해 항암제 치료와 방사선 치료를 병행할 수 있습니다. 따라서 방사선 치료를 시행하기로 결정된 경우 항암제가 동시에 투여될 수 있습니다.

췌장암의
재발과 치료

73 깨끗하게 수술이 되었다고 했는데 재발이 왜 발생하나요?

췌장암은 수술 후 6개월 이내에 20~30%에서 재발하며, 결국 80% 정도의 환자에서 재발이 확인됩니다. 췌장암 수술 후 얼마 지나지 않아 재발하는 경우는 수술 당시 이미 육안으로나 영상검사에서는 관찰되지 않는 미세 전이가 존재하였을 것으로 여겨집니다.

수술 후 재발의 가능성이 높은 경우로는 진단 당시 췌장암 종양표지자(CA19-9) 수치가 높은 경우, 크기가 큰 경우, 주변 림프절 침범이 많은 경우 등이며, 이러한 재발의 고위험군에서는 수술 전 항암제 치료나 방사선 치료 같은 선행 보조 치료가 도움이 됩니다.

수술 후 재발의 위험을 줄이기 위해서 췌장암 환자에서는 수술 후 보조 항암 치료 혹은 항암 방사선 치료를 권고하고 있습니다. 항암제 치료 여부나 사용 약제는 환자의 전신 상태와 수술 결과를 모두 고려하여 진료 의사와 상의 후 결정하게 됩니다.

74 수술하고 5년이 지났는데도 계속 병원에 와야 하나요?

일반적으로 의학적으로 완치란 암으로 진단 후 치료를 받고 5년 동안 임상진단, 영상진단, 조직진단에서 암이 확인되지 않고 재발을 의심할 징후가 없을 때를 말합니다. 대개 5년 이후 재발이나 전이가 발생할 가능성은 낮다고 보고 있습니다. 다만 췌장암은 재발이 흔한 암종의 하나이고, 대부분 2년 이내에 재발하지만 완치 이후에도 재발의 가능성이 남아 있기 때문에, 적절한 간격으로 추적검사를 계속 받는 것이 좋습니다.

75 췌장암 수술 후 흔하게 재발되는 곳은 어디인가요?

수술 후 재발은 수술 후 1~2년 사이에 주로 일어나며 수술 부위 근처에서 종괴가 관찰되는 국소 재발과 간이나 복막 등 원격 장기에서 재발이 일어나는 원격 재발이 있습니다. 원격 재발의 경우 간으로 재발하는 경우가 가장 흔한 것으로 알려져 있습니다. 재발의 조기 확인을 위해서 수술 후 정기적으로 CT 및 MRI을 시행하여 추적관찰을 하게 됩니다. 앞서 언급하였듯이 2년 이내 재발이 흔하기 때문에 수술 후 2년까지는 3~6개월 간격으로, 이후에는 6~12개월 간격으로 CT나 MRI, CA19-9와 같은 종양표지자를 통하여 추적검사를 진행합니다. 그렇지만 일부 수술 부위의 섬유화 반응과 반응성 림프절의 변화로 영상검사에서 국소 재발과의 감별이 어려운 경우도 있습니다. 혈액검사에서 종양표지자를 추적관찰하여 종양표지자 수치의 상승이나, 복통 혹은 체중감소의 증상 동반 여부를 확인하여 재발을 의심하기도 합니다. 영상검사 혹은 임상진단에서 재발이 의심될 경우에 보다 민감한 PET/CT 검사를 추가적으로 시행할 수 있습니다. 특히 PET/CT는 복부 이외 경부 림프절, 흉부 림프절, 뼈 전이 등의 장기에서 재발을 확인하는 데도 도움이 될 수 있습니다.

76 췌장암이 재발하면 어떻게 치료하나요?

재발성 췌장암의 치료는 재발한 종양의 위치, 범위, 재발 시기, 이전 치료 방법 및 환자의 상태 등을 종합적으로 고려하여 결정하게 됩니다. 재발성 췌장암의 주요 치료 방법은 항암제 치료와 방사선 치료입니다. 주로 항암 치료를 시행하고 경우에 따라 방사선 치료를 추가로 병행하는 경우가 있습니다.

잔여 췌장에 단독으로 췌장암이 재발한 경우와 같이 일부의 경우에서는 재수술을 고려할 수도 있습니다.

항암 치료는 수술 불가능 췌장암에서와 마찬가지로 병합요법 항암제 치료(폴피리녹스 혹은 젬시타빈/아브락산)가 추천됩니다. 그 외에도 젬시타빈/엘로티닙, 젬시타빈, 5-플루오로우라실 등의 약제를 사용할 수 있습니다.

77 췌장암이 재발하면 얼마나 살 수 있나요?

췌장암은 진단 당시 수술이 가능한 경우가 20% 전후이고 완치 목적의 절제 수술 이후에도 5년 생존율이 20% 정도, 중앙 생존 기간은 20개월 전후로 보고됩니다. 이는 보고에 따라 달라서 5년 생존율은 31~51%로 보고하기도 합니다. 수술 후에도 다른 암에 비해서 낮은 5년 생존율을 보이는 것은 재발의 비율이 높기 때문입니다. 수술 후 재발하는 경우 재발성 췌장암으로 불리며, 대부분의 경우 전신 항암 치료를 받게 됩니다. 재발성 췌장암은 대개 1년 미만의 중앙 생존 기간을 보고하고 있지만, 재발 후 적극적인 치료를 시행한 경우, 그렇지 않은 경우에 비해 명확한 생존 기간의 연장을 보여, 재발 후에도 의사와 상담하여 적극적인 치료를 고려해야 합니다.

췌장암의 예후

78 췌장암은 예후가 얼마나 안 좋은가요?

우리나라에서 췌장암은 폐암, 간암, 대장암, 위암에 이은 암 사망 원인 5위이며, 2019년에는 인구 10만 명당 12.5명이 췌장암으로 사망하였습니다. 우리나라 전체 암 환자의 5년 상대생존율은 70% 이상인 반면에 전체 췌장암 환자의 5년 생존율은 10% 내외입니다. 하지만 지난 20여 년 이상 제자리걸음이라고 알려져 있었던 췌장암의 생존율은 최근 들어 점차 향상되는 추세를 보이고 있습니다. 2020년에 발표된 중앙암등록본부 자료에 의하면 2014~2017년 췌장암의 5년 상대생존율은 12.6%였습니다. 특히, 암이 췌장에 국한된 경우 생존율의 향상이 두드러져 100명 중 40명 이상이 5년 이상 생존한 것으로 나타났습니다. 또한 재발 없는 완치를 수술 후 5년 기준으로 봤을 때 췌장암은 기대만큼 많지는 않지만 완치되는 사례도 있습니다.

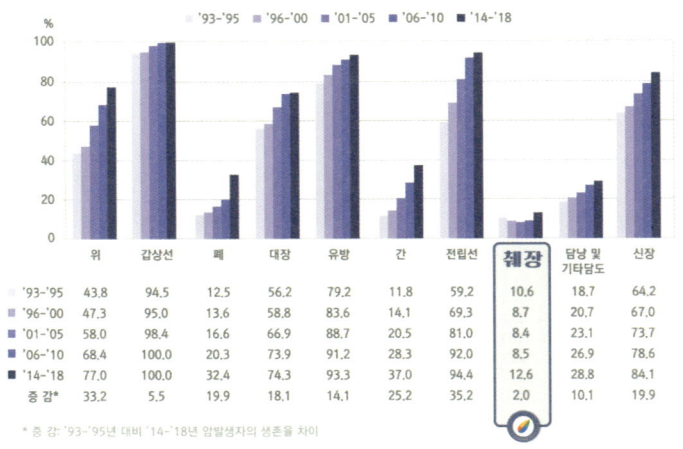

그림 26. 주요 암종 5년 생존율 추이

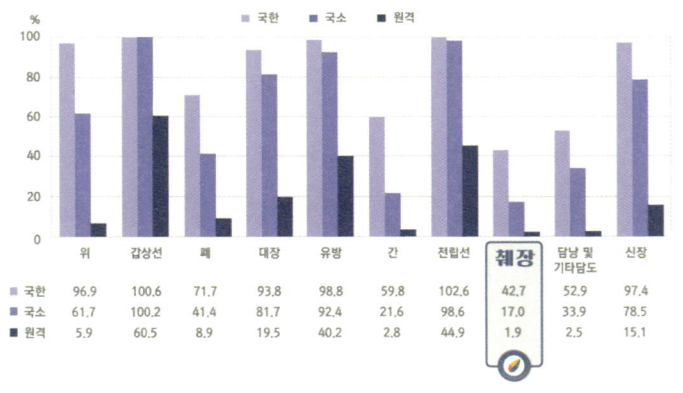

그림 27. 요약병기별 5년 상대생존율

이렇게 췌장암의 생존율이 좋아지는 것은 항암제 치료, 방사선 치료가 발전하면서 수술을 받을 수 있는 환자가 늘어났기 때문으로 여겨집니다. 또한 췌장암을 진단 받은 후 적극적으로 치료를 받는 환자의 수가 많아졌기 때문이기도 합니다. 현재까지 췌장암의 완치를 위한 치료는 수술적 절제가 유일한 것으로 받아들여지고 있습니다. 하지만 췌장암 진단 후 수술을 받을 수 있는 환자는 전체 췌장암 진단 환자의 약 20% 내외입니다. 따라서 완치율을 높이기 위해서는 수술이 가능한 조기에 췌장암을 발견하는 것이 중요합니다. 또한 최근에는 진행 암에 대해서도 선행보조 항암요법 혹은 선행보조 동시항암화학 방사선요법을 통해 수술이 가능한 단계로 치료되는 경우도 증가하고 있습니다. 췌장암 진단 후 암 치료를 받지 않은 경우 수술이나 항암제/방사선 치료를 받은 환자에 비해 생존율이 현저히 낮기 때문에 췌장암으로 진단받아도 포기하지 않고 적극적인 치료를 받는 것이 중요합니다.

79 췌장암이 예후가 안 좋은 이유는 뭔가요?

췌장암을 완치하기 위한 유일한 방법은 수술입니다. 췌장암의 전체적인 치료 성적을 향상시키기 위해서 수술적 치료가 가능한 초기 췌장암의 비율이 높아지는 것이 중요합니다. 그런데 췌장암은 다른 암에 비해 증상이 상당히 늦게 나타날 뿐만 아니라, 건강검진에서 흔히 사용하는 복부 초음파 검사로 몸속 깊숙한 곳에 위치한 췌장을 자세히 관찰하는 데 한계가 있어 조기진단이 매우 어렵습니다. 그래서 췌장암은 진행된 상태에서 발견되는 경우가 많고, 수술을 받을 수 있는 단계에 진단되는 환자는 전체의 20% 전후에 불과합니다. 또한 췌장 주변에 있는 중요한 혈관이나 장기에 암세포가 파고들어 수술로 암을 완전히 제거하기 어려운 경우가 많으며, 암세포의 활동성이 높아 간이나 복막 전이도 빠른 편입니다. 이런 경우 병의 진행 속도를 늦추기 위한 항암 치료를 하지만, 다른 암종에 비해 췌장암 치료에 효과가 좋은 항암제의 개발도 더딘 편이었습니다. 하지만 최근 들어 진단 당시 수술적 치료가 어려운 췌장암도 항암제 치료, 방사선 치료를 통해 암 침윤 범위를 줄여 수술을 가능하게 하는 경우가 많아지고 있습니다. 아울러 췌장암 치료에 도움이 되는 복합 약물 항암제 치료나 표적 치료제, 면역 치료제도 조금씩 개발되고 있기 때문에, 다가오는 개별 맞춤치료, 정밀의학의 시대에는 췌장암의 치료 성적이 좋아질 것으로 기대합니다.

80 췌장암의 예후에 영향을 주는 요소들은 어떤 것이 있나요?

췌장암의 가장 흔한 종류인 췌관선암을 기준으로 절제 후 장기적인 예후를 결정하는 예후 인자로는 병기 결정인자인 종양의 크기(T병기), 림프절 전이(N병기), 원격 전이(M병기) 등이 있습니다. T 병기는 종양의 크기와 췌장 주변의 주요 혈관의 침범에 따라 나뉘며 국소 림프절 전이 개수에 따라 N 병기를 나눕니다. 그리고 원격 전이 여부에 따라 M 병기를 구분하는

데 앞에서 언급한 T, N, M 병기를 종합하여 우리가 흔히 알고 있는 암의 1기, 2기, 3기, 4기를 결정하게 됩니다. 림프관은 우리 몸의 혈관처럼 전신에 연결되어 분포하는 구조물로, 림프절 전이가 있는 경우 재발 및 전이의 위험이 높은 것으로 알려져 있습니다. 췌장암의 대표적인 종양표지자인 CA19-9, CEA 수치와 종양조직의 세포 분화도, 췌장 절제 후 잔류 암 여부도 예후에 중요한 역할을 하는 것으로 알려져 있습니다. 또한 적극적인 치료가 예후에 도움이 되므로 치료를 받을 수 있는 환자의 전신 상태도 중요한 요소로 생각할 수 있습니다. 최근에는 면역화학염색 및 유전자 검사로 췌장암의 공격성을 나타내는 요소를 찾으려는 노력들이 지속되고 있습니다.

한편, 췌장암을 처음 진단 받을 때 나이가 젊은 환자들이 고령 환자들에 비해 생존율이 높습니다. 하지만 이것은 예후가 좋은 종류의 췌장암(신경내분비종양, 낭성종양 등)이 젊은 환자들에게 많이 생기고, 또 나이가 젊을수록 수술이나 항암제 치료, 방사선 치료 등 적극적인 암 치료를 받는 경우가 많기 때문에 그 결과가 과장된 측면이 있습니다. 수술적 치료 가능성이 있는 국한 또는 국소병기의 췌관선암 환자 중 적극적인 암 치료를 받지 않은 환자의 비율이 40대 미만에서는 12.9%이지만 70대 이상에서는 55.9%에 이르기 때문입니다.

81 예후가 좋은 종류의 췌장암도 있나요?

흔히 췌장암이라고 하면 췌장액이 흘러가는 췌관의 샘세포에서 발생하는 췌관선암을 뜻합니다. 췌장암의 90% 이상은 췌관선암이고, 이것은 췌장에서 생기는 여러 종류의 췌장암 중 가장 예후가 나쁜 유형입니다. 그러나 췌관선암도 병기에 따라 예후 차이가 큰데, 암이 췌장에 국한되어 있거나 가까운 림프절 전이만 있다면 다른 장기나 복막에 전이된 경우보다 예후가 좋습니다.

또한 췌장의 내분비 세포에서 발생하는 신경내분비종양이나, 넓은 의미의 췌장암에 속하는 췌관내유두상점액종양, 점액성낭성종양, 장액성낭성종양, 고형가유두상종양 등은 예후가 좋은 경우가 많습니다.

따라서 췌장암으로 진단받았다고 해서 무조건 낙담하여 치료를 포기하기보다 적극적으로 암의 종류와 병기에 맞는 치료를 받는 것이 무엇보다 중요합니다.

82 조기 췌장암이라는 것이 있나요? 조기 췌장암은 예후가 좋나요?

췌장은 복막 뒤쪽에 위치하므로 암이 상당히 진행되기 전까지 임상 증상 및 징후가 나타나지 않고, 나타난다 하더라도 특징적이지 않아 조기 진단이 매우 어렵습니다. 또한 췌장의 주위에는 복강동맥, 간동맥, 상장간막 동맥 및 정맥 등 중요한 혈관들이 있어서 이러한 중요한 구조물로 췌장암이 쉽게 침윤할 수 있고, 진단 당시 이미 주변의 림프절 전이가 심하거나 간, 폐 등 다른 장기로 원격 전이가 있어서 근치적 절제가 불가능한 경우가 많습니다. 조기 췌장암의 정확한 정의는 없으나 1기, 국소 암으로 한정할 수 있습니다. 이는 췌장 주위 주요 혈관 및 다른 장기로의 침범이 없고 주위 림프절 전이가 없는 경우입니다. 이러한 조기 췌장암은 주요 혈관과의 접촉 정도에 따라 절제 가능 췌장암과 경계성 절제 가능 췌장암으로 구분하며, 이에 따라 수술 전 선행보조 항암화학 방사선요법 또는 선행보조 동시항암화학 방사선요법의 적용 등을 고려하게 됩니다. 우리나라 중앙암등록본부 자료에 따르면 암이 췌장에 국한된 경우 5년 상대생존율은 42.7%였습니다. 하지만 췌장암의 종류에 따라 생존율의 차이가 있으며, 췌장암에 대한 근치적 절제술 후 재발률은 약 80%로 높기 때문에 일반적으로 절제 후 보조적 항암 치료를 진행합니다.

83 치료를 안 받으면 얼마나 살 수 있나요?

췌장암은 주요 암종 중 진단 후 사망까지의 생존 기간이 가장 짧은 암입니다. 미국암협회의 보고에 따르면 진행성 췌장암에 대하여 치료를 시행하지 않은 경우 생존 기간의 중앙값은 약

3~4개월이었습니다. 하지만 적극적인 치료를 시행한 경우 8개월 혹은 그 이상까지도 수명을 연장할 수 있는 것으로 보고되고 있습니다. 췌장암 환자에서 수명의 예측은 각 개인의 상태와 췌장암의 진행 정도에 따라 다르므로 이러한 수치는 통계학적 분석의 결과일 뿐 섣불리 각 개인의 예상 수명으로 단정 짓지 않도록 주의가 필요합니다.

호스피스 완화의료

84 췌장암은 통증이 심하다는데, 통증은 어떻게 치료하나요?

췌장암은 주변 장기, 신경, 복막 등을 자극하여 통증을 일으킬 수 있습니다. 암을 치료하여 통증이 조절되면 가장 좋겠지만, 암을 치료하기 어려운 상황이라도 진통제 및 중재적 시술 등 다양한 방법으로 통증을 조절할 수 있습니다.

진통제에는 마약성 진통제, 비마약성 진통제, 보조 진통제 등 다양한 종류가 있는데, 이중 마약성 진통제는 암성 통증 조절에 가장 중요한 역할을 하는 약제이며 내성이 생길 것을 두려워하지 말고 충분한 용량을 사용해야 합니다.

또한 통증을 전달하는 신경을 차단하는 중재적 통증 시술도 시행할 수 있는데, 특히 췌장 등 상복부 장기의 통증을 전달하는 복강 신경총을 파괴하여 통증을 조절하는 중재적 통증 시술이 도움이 될 수 있습니다.

85 췌장암 말기 환자인데 식사량이 자꾸 줄어듭니다. 어떻게 해야 하나요?

암이 악화되면서 식사량이 줄고 살이 빠지는 경우가 종종 있는데 이를 악액질이라고 합니다. 말기암 환자의 악액질은 일종의 염증 반응으로, 단순히 영양 섭취가 부족하여 살이 빠지는 경우와는 다르며, 암 자체가 호전되어야 회복될 수 있습니다. 즉, 암이 치료되지 않는 상태에서는 식사량을 늘리거나 영양제를 맞는 것으로 악액질을 치료하기 어렵습니다.

한편 말기암 환자가 식사를 못하는 데에는 악액질 외에 다른 원인도 있습니다. 예를 들어 통증, 입마름, 변비, 구토, 우울, 불안 등이 심하면 식사를 못할 수 있는데, 이런 경우에는 증상을 적극적으로 치료하면 식사를 할 수 있습니다. 환자에 따라 냄새(음식, 주변 환경)에 민감해지거나 음식 맛을 느끼는 감각이 변해서 식사를 못하는 경우도 있습니다. 이 경우 냄새 자극을 줄이고 음식을 다양하게 시도해 볼 수 있습니다. 식욕 촉진제를 처방 받아 복용하는 것도 도움이 됩니다. 그러나 음식 섭취를 너무 강요하면 환자와 가족 모두에게 스트레스가 됩니다. 가급적 환자가 잘 섭취하는 음식으로 소량씩 원할 때마다 섭취하도록 해 주십시오.

상태가 더욱 악화되어 임종이 임박한 경우에는 미음이나 물을 삼키기도 힘들어집니다. 이때는 자칫 음식이 기도로 넘어가

흡인성 폐렴이 발생하거나 환자가 괴로워할 수 있으므로 억지로 먹이지 않습니다.

86 호스피스 완화의료란 무엇인가요?

호스피스 완화의료는 말기 환자의 고통스러운 증상을 적극적으로 조절하고 환자 및 가족을 심리, 사회, 영적으로 지지하여 삶의 질을 향상시키는 것을 목표로 하는 의료 서비스입니다.

호스피스 완화의료팀에는 의사, 간호사, 사회복지사, 자원봉사자, 요법 치료사, 성직자 등 다양한 전문가들이 참여하여 통증, 호흡곤란, 구토, 우울, 불안, 섬망 등의 다양한 증상을 조절하면서 환자와 가족이 궁금해 하고 걱정하는 내용을 상담하고 힘든 상황에 대처할 수 있도록 지지합니다. 암이 악화되어 임종에 이르는 순간까지 환자의 고통을 최대한 완화하고, 임종 후에는 사별의 아픔을 겪는 가족들을 위로하고 지지합니다.

우리나라에서는 보건복지부에서 호스피스 완화의료 전문기관을 지정하고 있습니다. 호스피스 완화의료 전문기관은 입원형, 가정형, 자문형(2021년 현재 시범사업 중) 세 가지 형태가 있으며, 입원형은 호스피스 완화의료 병동에서, 가정형은 환자의 가정에 호스피스 완화의료팀이 방문하여, 자문형은 담당 의료진의 치료를 받으며 호스피스 완화의료팀 협의진료를 통해 호스피스 완화의료를 이용하는 것입니다.

87 호스피스 완화의료를 어떻게 이용하나요?

담당 의료진이 더 이상 암에 대한 치료가 어려운 말기 상태임을 진단하고 환자 및 가족에게 설명한 후, 환자와 가족이 호스피스 완화의료 이용에 동의하는 경우 호스피스 완화의료 전문기관을 이용할 수 있습니다.

호스피스 완화의료 전문기관을 이용하려면, 담당 의사의 소견서(말기 진단 및 호스피스 완화의료가 필요함을 명시) 및 의무기록(최근 검사 결과, 처방 내역 등)을 지참하여 원하는 기관에서 진료 및 상담한 후 이용할 수 있습니다. 보건복지부 지정 호스피스 완화의료 전문기관 정보는 중앙호스피스센터 홈페이지(hospice.go.kr)에서 찾아볼 수 있습니다.

88 호스피스 완화의료 병동에는 언제 입원해야 하나요? 임종이 가까울 때 입원하나요?

호스피스 완화의료 병동에 입원하는 시기가 정해져 있는 것은 아닙니다.

말기암으로 인한 통증 등 다양한 증상 조절이 필요하고 환자와 가족이 호스피스 완화의료 이용을 희망하는 경우는 언제든 입원할 수 있습니다. 호스피스 완화의료 병동에 입원하여 증상이 조절되고 안정적으로 상태가 유지되는 경우에는 퇴원했다가 필요 시 다시 입원할 수 있습니다.

89 요양병원과 호스피스 완화의료 병동은 어떻게 다른가요?

요양병원은 노인성 질환자, 만성 질환자 등을 대상으로 장기 입원 치료를 하는 의료기관이며, 호스피스 완화의료 병동(보건복지부 지정 입원형 호스피스 완화의료 전문기관)은 말기암 환자를 대상으로 통증 조절 등 신체적 돌봄 및 심리 사회적 돌봄, 가족 돌봄, 사별 돌봄 등의 생애 말기 돌봄을 전문적으로 시행하는 의료기관입니다.

췌장암 환자의
심리·영양·치료비 지원

90 췌장암 진단을 받고 하늘이 무너지는 것 같았습니다. 그런데 시간이 지나면서 '왜 하필 이런 병이 나에게 생겼나?' 하는 생각에 화가 나고, 짜증이 납니다. 어떻게 하는 것이 좋을까요?

암 환자는 흔히 누군가를 탓하고 싶은 마음이 듭니다. 특히 암이 스트레스 때문에 생겼다고 생각하는 경우에는 스트레스를 불러일으킨 상황이나 사람을 탓하는 경향이 있습니다. 흔히 '스트레스는 만병의 원인'이라고 합니다. 하지만 스트레스가 직접적인 발암인자라고 할 수는 없습니다. 현대인이 앓는 대부분의 질병은 그 원인이 복합적입니다. 암도 마찬가지여서 그 원인을 알기 어렵습니다. 스트레스가 암을 일으켰다기보다는 스트레스를 음주나 흡연 같은 발암 위험 행동으로 푸는 것이 문제였을지도 모릅니다. 그렇다고 해서 자신을 과도하게 책망할 필요는 없습니다. 그런 위험 행동조차 암이 생긴 이유 중

극히 일부일 뿐입니다. 다른 사람을 원망하거나 자신을 탓하는 것은 투병에 도움이 되지 않습니다.

스트레스가 암의 원인은 아닐지 몰라도, 이미 암이 있는 환자에게는 면역력을 약화시켜 악성세포의 성장에 영향을 줍니다. 일상생활에서 스트레스를 받지 않고 살 수는 없습니다. 스트레스를 피하는 것보다 더 중요한 일은 스트레스를 잘 관리하는 것입니다. 지금부터라도 건강에 해로운 생활습관을 과감히 버리고 건전한 스트레스 해소법을 익혀야 합니다.

먼저 생활의 우선순위를 다시 정하십시오. 회사 일과 가정 사이의 균형을 잡을 수 있는 기회입니다. 적당한 운동, 건강한 식생활, 좋은 대인관계, 건전한 신앙생활을 계속해 나가는 것이 중요합니다. 본인이 지금까지 살면서 힘든 일이 닥쳤을 때 어떻게 헤쳐 나갔는지를 생각해 보십시오. 원망과 분노에 휩싸여 있기 보다는 적극적인 투병 의지로 암과 맞서 싸워야 할 때입니다.

91 환자에게 췌장암이라는 사실을 알리는 것이 좋나요, 숨기는 것이 좋은가요?

과거에는 암을 죽음과 동일시했기 때문에 사형 선고에 빗댄 '암 선고'라는 말이 흔히 쓰였습니다. 하지만 의학이 발달한 요즘, 암은 하나의 질병일 뿐입니다. 다양한 치료법이 존재하고, 설령 말기 암이라 하더라도 호스피스와 같은 돌봄이 가능합니다.

따라서 암 진단을 본인에게 알리는 것은 당연합니다. 환자에게 진실을 알리지 않는 것은 알 권리를 박탈한다는 의미에서 윤리적으로도 온당치 않습니다. 대부분의 환자가 통보 직후에 심리적으로 큰 충격을 받기는 해도 차차 새로운 상황에 적응하게 마련입니다. 현대 의료에서 환자의 동의와 참여 없이는 치료를 진행하기가 어렵습니다.

가족을 통해 간접적으로 전하기보다는 주치의가 환자에게 직접 알려드리는 것이 가장 좋습니다. 의료계에서도 '나쁜 소식 전하기'와 관련된 의료 커뮤니케이션 교육이 중시되고 있습니다. 나쁜 소식을 전하는 과정에서 환자의 감정을 잘 배려하면 정신적 고통을 최소화하고 적극적인 협력을 이끌어낼 수 있습니다. 우울증 같은 정신건강의학적 질환의 전력이 있는 환자의 경우, 사실을 알린 후의 반응을 잘 관찰하면 혹여 증세가 재발하더라도 조기에 발견하여 어렵지 않게 치료할 수 있습니다.

92 췌장암 치료는 잘 되고 있다는데, 우울한 기분이 들어요. 어떻게 해야 하나요?

췌장암은 다른 암종보다 우울증이 동반되는 경우가 흔합니다. 췌장암이 있을 때 증가하는 사이토카인(cytokine)이 정신신경면역학적인 변화를 일으켜서 그 일환으로 우울증이 찾아올 수 있습니다.

우울증은 보통 암 진단을 받은 직후나 치료를 받고 있는 중에 많이 생기지만, 처음에는 멀쩡하다가 한참 후에 우울증이 나타나는 경우도 흔합니다. 처음에는 새로운 상황에 적응하느라 우울할 겨를도 없다가, 어느 정도 시간이 지나면서 비로소 자신의 상황을 되돌아보고 좌절감, 절망감, 고립감, 고독감, 허무감 등의 감정을 느끼는 것입니다.

암 환자의 우울한 감정은 극히 자연스러운 반응입니다. 정신적으로 약해서 우울한 것이라고 생각할 필요가 없습니다. 아무리 강인한 사람이라도 투병 중에 한 번쯤은 우울한 시기가 올 수 있습니다. 우울증을 극복하기 위해서는 가족이나 친척, 친구 등 주변 사람들과 자주 대화하는 게 중요합니다. 우울해지면 대인관계가 위축되어서 사람들을 만나기도 전화 통화하기도 싫어집니다. "내 마음을 아무도 이해하지 못할 거야. 말해 봤자 남에게 폐만 끼치는 거야"라고 생각하지 않아야 합니다. 마음을 터놓을 수 있는 사람들에게 자신의 심정을 말하고 도움을 받으십시오. 가벼운 우울감은 '마음의 감기' 같아서 오래 지나지 않아 사라지고 다시 자신의 원래 모습을 찾을 수 있을 터입니다. 암 투병은 장기전이므로 중간에 슬럼프가 찾아올 수 있습니다. 가능한 모든 도움을 이용해서 이 기간을 빨리 벗어나는 것이 최선입니다.

우울한 기분이나 의욕 상실 같은 증상이 한 달 이상 지속되거나 정도가 심하면 주치의에게 말해 정신건강의학과 상담을 받거나 항우울제를 처방받는 것이 좋습니다. 우울증은 조기에 발견해서 적절하게 치료받으면 잘 낫습니다. 전문가의 도움을 받으면 힘든 시기를 수월하게 극복할 수 있습니다.

93 췌장암 환자에게 좋은 음식과 좋지 않은 음식을 알려주세요.

췌장암 환자에게 특별히 좋거나 좋지 않은 특정 음식은 없습니다. 췌장암 환자는 암 질환 자체뿐만 아니라 암 관련 증상 등으로 인해 섭취량이 감소하여 체중이 많이 빠지고 영양 상태가 좋지 않은 경우가 많습니다. 따라서 체중감소를 예방하고 좋은 영양 상태를 유지하기 위해 골고루 잘 드시는 것이 중요합니다.

곡류는 힘을 내는 데 주로 쓰이며 부족하면 체중이 빠질 수 있으므로 식사량이 적은 경우 간식으로 빵, 떡, 감자, 고구마 등을 보충합니다. 치료 중 손상된 정상세포의 회복, 면역력 강화, 근육 손실 예방 등에 필수적인 영양소인 단백질은 기름기가 적은 살코기, 생선, 두부, 콩, 달걀 등에 들어 있으니 매끼니 1~2가지씩 적당량을 드시도록 합니다. 여러 가지 비타민과 무기질 공급을 위해 다양한 색깔의 채소와 과일을 충분히 드십시오. 채소는 매끼니 2가지 이상씩 드시도록 권장하며, 녹즙과 같은 형태는 식이섬유, 비타민 등과 같은 영양소가 파괴될 뿐만 아니라 간 기능에도 나쁜 영향을 끼칠 수 있어 제한합니다. 우유나 치즈 같은 유제품은 단백질뿐 아니라 칼슘 섭취에 도움이 되므로 간식으로 하루 1~2회 드시길 권장합니다.

94 췌장암 항암제 치료 중인데 권장되는 음식과 피해야 할 음식이 있나요?

항암제 치료 중에는 더 많은 에너지가 필요하며 체중 및 근육 손실을 막기 위해 충분한 열량과 단백질, 비타민, 무기질 등의 영양소를 골고루 섭취하는 것이 중요합니다. 좋은 영양 상태를 유지하는 것이 항암제 치료 부작용으로 인한 불편감을 최소화하고 감염에 대한 면역 기능을 향상시키는 데 도움이 될 수 있습니다. 잘못된 지식으로 불필요한 식사 제한을 하거나 특정 음식만 집중해서 드시는 것은 오히려 위험할 수 있습니다. 항암제 치료 중 특별히 피해야 할 음식은 없으나 식사 섭취에 영향을 미치는 부작용이 발생할 수 있으므로 이때 권장되거나 주의해야 할 식사 요령을 참고하여 평소 식사량을 유지하도록 합니다.

- **식욕부진**: 배가 고프지 않더라도 2~4시간 간격으로 소량씩 자주 드시도록 합니다. 꼭 밥으로만 먹어야 하는 것은 아니므로 죽, 빵, 떡, 감자, 고구마, 국수 등 다양하고 새로운 음식을 시도해 보십시오. 여러 가지 양념을 활용해 식욕을

자극합니다. 식사 중 물이나 국물 등 수분 섭취는 포만감을 주므로 조금만 섭취하고 물은 식사와 식사 사이에 마시도록 합니다.

- **메스꺼움과 구토**: 메스꺼움이나 구토가 심할 때는 억지로 먹거나 마시지 않는 것이 좋습니다. 증상이 가라앉으면 물이나 미음 같은 맑은 유동식부터 조금씩 먹어 보고, 부드러운 죽이나 일반 식사로 단계적으로 시도해 보십시오. 기름진 음식, 향이 강하거나 뜨거운 음식은 메스꺼움을 유발할 수 있으므로 냄새가 심하지 않은 담백한 음식을 상온이나 약간 시원하게 해서 드시는 것도 도움이 됩니다. 또한, 실내에 음식 냄새가 남지 않게 환기를 자주 합니다.

- **입과 목의 통증**: 죽이나 미음, 부드럽게 조리한 고기, 푹 익힌 채소, 시지 않은 과일(배, 바나나, 수박, 과일 통조림 등)과 같이 부드럽고 촉촉한 음식 위주로 드십시오. 맵거나 짠 음식, 산이 많이 함유된 음식(오렌지, 레몬 등)은 입안을 자극할 수 있으므로 피합니다. 입안의 통증이 심해 음식 섭취가 어려운 경우 마시는 형태의 영양 보충 음료가 도움이 될 수 있습니다.

- **설사**: 식이섬유가 많이 함유된 음식(잡곡류, 질긴 채소 등)은 소화하기 어렵고 기름진 음식은 설사를 악화시키므로 피해야 합니다. 죽이나 미음, 푹 익힌 고기나 채소 등 부드러운

음식을 소량씩 자주 섭취하십시오. 또한, 설사가 심할 경우 탈수 현상이 생길 수 있으므로 충분한 수분 섭취가 필요합니다.

- **변비**: 식사나 수분의 섭취, 활동량 등이 부족하면 변비가 생길 수 있습니다. 규칙적인 장운동을 위해 규칙적인 시간에 적당량의 식사를 하도록 합니다. 잡곡류, 채소 및 해조류, 과일 등 식이섬유가 많은 음식을 충분히 섭취하고 하루 8~10컵 이상의 수분 섭취가 필요합니다. 가능한 범위 내에서 일상적인 활동과 걷기 운동 등을 통해 활동량을 늘리는 것도 장운동을 활발하게 하는데 도움이 됩니다.

- **면역 기능 저하**: 항암제 치료 후 1~2주 사이에 백혈구 수치의 감소로 인해 면역 기능이 떨어지는 경우가 많습니다. 이때에는 음식 준비 시 위생에 더욱 신경을 써야 하며 익힌 음식 위주로 드셔야 합니다. 단, 항암제 치료 중인 모든 환자가 음식을 익혀 먹어야 하는 것은 아니므로 담당 의사의 지시가 있는 경우에만 익혀 먹도록 합니다. 적절한 단백질을 포함한 균형 있는 식사를 통해 좋은 영양 상태를 유지하는 것이 면역 기능 회복에 도움이 됩니다.

단, 건강보조식품, 민간요법, 한약재 등의 복용은 삼가야 합니다. 이러한 것들은 대부분 환자의 질병이나 건강 상태, 치료 방법 등은 고려하지 않고 자칫 과량으로 섭취할 수 있습니다. 또한 잘못 섭취하면 치료 중 사용하는 약제와 예상하지 못한 상호작용을 일으켜 오히려 치료 효과를 떨어뜨리거나 부작용이 생길 수 있으므로 제한합니다.

95 췌장암 수술 후 소화가 잘 되지 않습니다. 어떻게 먹어야 할까요?

췌장에서 음식을 소화하는 데 필요한 소화효소인 췌장액이 분비되는데 췌장암 수술 후에는 이러한 소화효소의 분비가 감소하여 소화 능력이 떨어질 수 있습니다. 따라서 수술 후 초기에는 섭취한 음식물이 위에 오래 머물러 있고 조금만 먹어도 배가 빨리 부를 수 있습니다. 이런 경우 식이섬유나 지방이 적은 부드러운 음식 위주로 소량씩 자주 섭취하고 식사할 때 꼭꼭 씹어서 천천히 드시는 것이 소화에 도움이 됩니다. 식사는 앉아서 하고 식후 1~2시간 이내에 눕지 않도록 합니다. 또한 음식의 소화와 흡수를 돕기 위해 소화제가 필요할 수 있으니 담당 의료진과 상의하십시오.

96 췌장암 진단 후 혈당 조절이 잘 되지 않습니다. 어떻게 먹어야 할까요?

췌장에서 혈당 조절에 관여하는 호르몬인 인슐린과 글루카곤을 분비하기 때문에 췌장에 이상이 생기는 경우 혈당 조절에도 문제가 생길 수 있으며 당뇨병으로 진단되는 경우도 있습니다. 혈당을 조절하기 위해서는 무조건 적게 먹는 것이 아니라 필요한 만큼의 식사를 가능한 일정한 시간에 하는 것이 중요합니다. 하루 세끼 규칙적인 식사와 적절한 간식을 통해 음식을 골고루 섭취하십시오. 혈당을 급격하게 올릴 수 있는 설탕, 꿀, 물엿, 사탕, 초콜릿 등 단당류의 섭취를 제한하고 과일 및 과일 주스도 너무 많이 섭취하지 않도록 합니다. 그럼에도 혈당 조절이 잘 되지 않으면 약물이나 인슐린 치료가 필요할 수 있으므로 담당 의료진이나 임상 영양사와 상의하십시오.

97 면역력을 향상시킨다는 약을 주변에서 권하는데 먹어도 되나요?

암 환자나 가족들로부터 암 치료에 좋은 약이나 건강식품들에 대한 이야기를 많이 듣고, 주변에서 건강식품 추천도 많이 받을 것입니다. 그렇지만 현재까지 건강식품이 췌장암 치료에 효과가 있다고 의학적으로 입증된 바는 없습니다. 대부분의 췌장암 환자는 주로 항암제 치료를 받습니다. 면역력을 높여주고 치료에 도움이 된다고 알려진 건강식품들이 독성 간염 및 간 기능 저하를 유발하고, 항암제 치료 또는 방사선 치료에 오히려 방해가 되어 원하는 치료를 받지 못하게 될 수 있습니다.

췌장암의 수술 후 회복 혹은 항암, 방사선 치료를 유지하기 위해서는 체력을 유지하는 것이 가장 중요합니다. 치료에 필요한 체력은 특정 건강식품으로 얻어지는 것이 아니라, 보통의 한국인이 하는 균형 잡힌 영양가 높은 식사, 충분한 단백질 섭취와 함께 적당한 강도의 운동을 통해서 키워가야 합니다.

98 췌장암은 치료비용이 많이 드는 암이라는데 경제적으로 어려울 경우 어떤 지원을 받을 수 있나요?

암 환자와 가족은 장기적인 치료 과정과 지속적인 의료비 지출로 인해 경제적인 어려움을 경험할 수 있습니다. 어려움을 경감하고 원활한 치료 유지에 도움이 되는 다양한 사회복지 지원제도가 존재하며, 크게 보편적 지원제도와 공공부문 지원제도가 있습니다.

■ 보편적 지원제도

경제적 수준과 상관없이 암으로 진단받은 분은 누구나 대상이 되는 지원제도입니다.

	중증환자 본인일부부담금 산정특례제도	본인부담상한제
제도 특징	- 암 환자로 등록된 건강보험 환자의 외래 또는 입원 진료비 요양급여부분 본인부담률을 20%에서 5%로 경감해 주는 제도	- 1년간 환자가 부담한 건강보험 본인부담 진료비 총액이 소득수준에 따라 정해진 본인부담상한액을 넘는 경우(2021년 기준 최대 584만 원) 공단에서 일부 부담하는 제도 - 단, 비급여와 선별급여 등은 지원 제외
대상	- 암 환자로 등록된 건강보험 환자로 신청일로부터 5년 동안 지원 가능	
문의	- 진료 병원 원무팀 또는 국민건강보험공단(☎ 1577-1000)	- 국민건강보험공단(☎ 1577-1000)

■ 공공부문 지원제도

암 치료 과정에서 경제적 어려움이 발생한 경우 신청 가능한 국가 의료비 지원제도입니다.

	보건소 암 환자 의료비 지원사업	긴급의료비 지원사업	차상위 본인부담경감 대상자 지원사업	재난적 의료비 지원사업
제도 특징	- 당해 연도 진료비 중 본인부담금을 연간 최대 300만원 한도 내에서 급여·비급여 구분 없이 연속 3년 동안 의료비를 지원	- 갑작스러운 중한 질병 또는 부상으로 의료비를 감당하기 어려운 환자에게 최대 300만 원 한도 내 입원비를 지원 - 1회 지원 후에도 위기 상황이 지속되는 경우, 심의를 통해 1회 추가 지원 가능	- 저소득 가구 중 치료가 필요한 자를 대상으로 의료비 중 본인 일부부담금을 일부 경감해 주는 제도	- 과도한 의료비 지출로 경제적 어려움을 겪는 가구의 의료비 부담을 경감하기 위해 연간 2천만 원 내에서 본인부담 상한제 적용을 받지 않는 본인부담금의 50%를 지원 - 질환별 입원 진료 일수와 외래진료 일수를 합하여 연간 180일까지 지원 가능
대상	- 만 18세 이상의 의료급여 수급권자와 차상위 본인부담경감 대상자 중 암을 진단받은 환자	- 소득과 재산 기준을 동시에 충족하는 환자	- 소득인정액이 기준중위소득 50% 이하인 가구 중 희귀난치성 질환, 중증질환자, 6개월 이상 치료를 받고 있거나 치료가 필요한 사람 또는 만 18세 미만인 자	- 암, 뇌혈관질환, 심장질환, 희귀질환, 중증난치질환, 중증화상질환 환자 중 소득, 재산기준 및 의료비 부담 수준이 충족되는 환자

	보건소 암 환자 의료비 지원사업	긴급의료비 지원사업	차상위 본인부담경감 대상자 지원사업	재난적 의료비 지원사업
			- 부양의무자 기준을 충족 하는 자	
문의	- 주소지 관할 보건소	- 입원 전 또는 입원 직후 주소지 관할 시·군·구청 또는 읍·면·동 행정복지센터 통해 신청	- 거주지 관할 읍·면·동 행정복지센터	- 퇴원일 다음날 부터 180일 이내에 환자 또는 대리인 등이 국민건강 보험공단 지사에 신청

■ 환자와 가족을 위한 의료사회복지 상담

- 각 병원의 사회사업팀(사회복지팀)에서는 재정적 문제 외에도 환자와 가족이 치료 과정에서 겪는 심리·사회·경제적 문제에 대한 전문 의료사회복지 상담과 교육을 제공하고 있습니다.

- 각 병원의 사회사업팀(사회복지팀) 의료사회복지사에게 상담을 요청할 경우, 다음과 같은 상담과 도움을 제공받을 수 있습니다.

> ❤️ 의료사회복지 주요 상담 내용
> - 심리사회적 지지 상담
> - 경제적 지원 상담
> - 지역사회 자원연계 상담
> - 사회복귀 및 재활문제 상담
> - 퇴원 계획 상담

췌장암 극복을 위한 췌장암 캠페인

99 췌장암 캠페인은 무엇이며, 하는 이유는 무엇인가요?

췌장암 캠페인은 췌장암 정복의 희망을 높이기 위한 사회 활동입니다. 췌장암을 정복하기 위하여 전 국민을 대상으로 췌장암에 대한 정보를 제공함으로써 췌장암의 특징과 예방, 진단, 치료와 예후 등 췌장암에 대한 전반적인 이해를 돕고, 췌장암을 극복하기 위한 대책을 알고 실천할 수 있도록 하는 데 목적이 있습니다. 한편으로 췌장암의 심각성을 알리면서도 한편으로는 희망이 있음을 알려서 적극적이고 긍정적으로 췌장암을 바라볼 수 있도록 하는 데 목표를 두고 있습니다.

가장 대표적인 행사는 세계췌장암연합에서 정한 췌장암의 달인 11월 하루를 췌장암의 날로 정하여 전국에 유수 병원에서 췌장암에 대한 홍보 교육 캠페인 활동을 하는 것입니다.

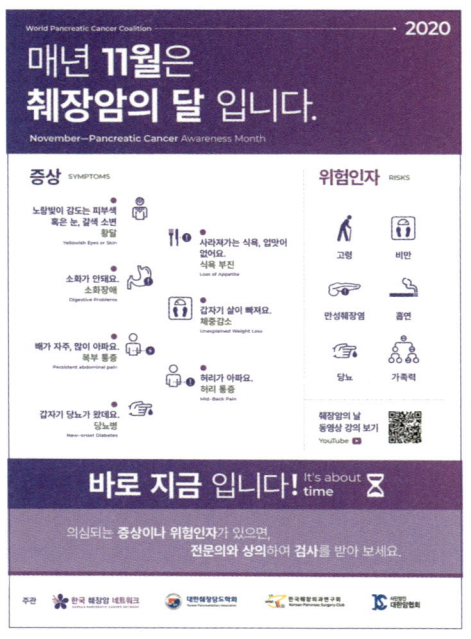

그림 28. 췌장암의 날 포스터

2015년도에 전문 의료인들이 선언한 췌장암 캠페인 선언은

- ✓ 췌장암 환자와 가족에게 도움과 희망을 준다.
- ✓ 췌장암을 바로 알리고 예방과 조기 진단이 되도록 한다.
- ✓ 췌장암에 대한 연구를 지원하고 동참한다.
- ✓ 췌장암 극복을 위한 정책을 종용하고 지원한다.
- ✓ 췌장암 캠페인 활동을 지지하고 확산시킨다.

등을 포함하고 있고,

대국민 행동 요령으로는

1. 췌장암 관련 사이트를 방문하여 췌장암에 대하여 배운다.
2. 보라색 옷, 액세서리 등 착용하고 사진 촬영하여 SNS에 업로드한다.
3. 췌장암 캠페인 관련 SNS를 팔로우한다.
4. 주위 사람들에게 메시지, 이메일, SNS를 통해 위 행동을 전파한다.

등이 포함되어 있습니다.

100 췌장암을 정복하기 위해 우리 사회와 국민들이 해야 할 일이 무엇인가요?

췌장암 정복을 위하여 전문 의료인은 각 부문에서 연구, 진료에 최선을 다함으로써 원인 규명, 조기 진단법 개발, 치료의 발전 등에 더욱 박차를 기해야 합니다. 비전문 의료인들도 항상 췌장암을 염두에 두고 의심스러운 환자를 놓치는 경우가 없도록 노력해야 할 것입니다. 그러나 의료인들의 힘만으로는 췌장암을 정복할 수 없으며 사회 각 분야에서 모든 사람이 관심을 갖고 일익을 담당하며 함께 노력해야 합니다.

정부 부처나 국회는 췌장암을 다각도로 연구하도록 지원 정책을 입안하고 책정하고, 언론은 췌장암을 직접적으로 홍보

하는 한편 췌장암 정복을 위한 지원의 필요성을 부각시키는 데 일조해야 합니다. 기업도 췌장암 정복을 위한 연구개발에 투자하고 전문 학계의 활동을 지원하는 데 힘을 쏟아야 할 것입니다. 무엇보다 가장 큰 고통을 겪는 환자와 가족을 위한 지원도 다방면으로 이루어져야 합니다. 치료의 접근성과 비용 구조를 개선하고 치료 후의 생활, 요양 지원 등을 효율적으로 뒷받침할 수 있는 제도 수립 등이 필요합니다.

국민 여러분은 췌장암의 위험인자나 증상 등을 숙지하고 늘 관심을 기울이며 주위 사람들에게도 경각심을 갖도록 알려주는 것이 중요합니다. 기회가 있으면 췌장암 캠페인 활동에 참여해 췌장암에 대해 배우고 예방을 위한 생활 습관을 실천하면서 SNS 등을 통해 주위에 전파해 췌장암을 정복하는 데 기여할 수 있습니다. 기부를 통해 췌장암 정복을 위한 연구를 지원할 수 있고 혹시라도 환자가 되면 임상시험 연구 대상으로 직접 참여함으로써 신약, 신기술을 발전시키는 데 기여할 수도 있습니다. 아울러 췌장암의 발생빈도가 높아지고 사망률도 여전히 높은 만큼, 췌장암 정복을 위해 연구와 진료 분야에서 활약할 췌장암 전문 의료인이 많이 필요한 실정입니다. 젊은 의학도들이 전문 의료인이 되어 췌장암 정복에 나설 수 있도록 지원하고 응원해 주시기를 부탁드립니다.

참고문헌

1. 내가 알고 싶은 암 췌장암, 국가암정보센터, 2021년, https://www.cancer.go.kr/.
2. 국민 암 예방수칙 실천지침 췌장암, 국가암정보센터, 2021년, https://www.cancer.go.kr/.
3. 췌장암 인포그래픽 2021, 국가암정보센터, 2021년, https://www.cancer.go.kr/.
4. 대한민국 최고의 명의가 들려주는 췌장암, 서울대학교출판문화원, 2013년.
5. 암환자의 증상 관리와 재활 100문 100답, 국립암센터, 2014년.
6. 임상영양관리지침서 제3판, 대한영양사협회, 2017년.
7. 정신종양학 입문, 국립암센터, 2019년.
8. 이동기 교수와 베스트 췌담도팀의 췌장암·담도암 완치설명서, 이동기, 강남세브란스 췌담도암클리닉팀, 헬스조선, 2012년.
9. 췌장암에 대한 100문&답, Elieen O'Reilly, Joanne Frankel Kelvin, 한양대학교 의과대학 교수 역, 신일(신일북스), 2011년.
10. 췌장암 가이드북, 송시영, 국일미디어, 2011년.
11. 췌장암 바로알기, 대한췌장담도학회 교육위원회, 2019년.
12. 췌장암 환자, 보호자, 의료인을 위한 췌장암 안내서, 김송철 외, 군자출판사, 2020년.
13. 2018년 국가암등록통계, 중앙암등록본부, 2020년.
14. Oncology Nutrition for Clinical Practice, 2nd Ed., Oncology Nutrition Dietetic Practice Group, 2021년.

집필진

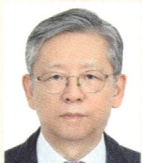

김선회
국립암센터 간담도췌장암센터
간담췌외과전문의, 의학박사

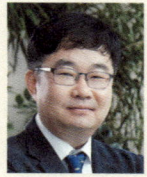

박상재
국립암센터 간담도췌장암센터
간담췌외과전문의, 의학박사

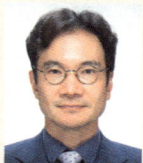

한성식
국립암센터 간담도췌장암센터
간담췌외과전문의, 의학박사

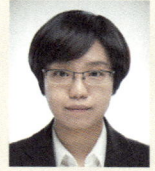

강미주
국립암센터 간담도췌장암센터
간담췌외과전문의, 의학박사

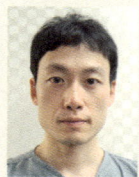

박형민
국립암센터 간담도췌장암센터
간담췌외과전문의, 의학박사

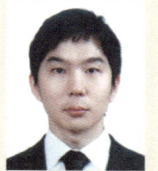

조성천
국립암센터 간담도췌장암센터
외과전문의, 의학석사

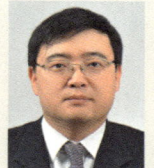

이우진
국립암센터 간담도췌장암센터
췌장담도내과전문의, 의학박사

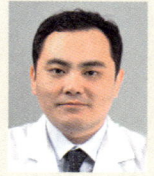

우상명
국립암센터 간담도췌장암센터
췌장담도내과전문의, 의학박사

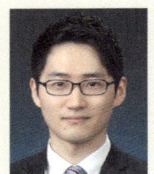

전중원

국립암센터 간담도췌장암센터
췌장담도내과전문의, 의학박사(수료)

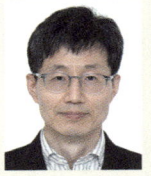

고영환

국립암센터 영상의학과
영상의학과전문의, 의학박사

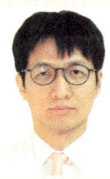

김태성

국립암센터 핵의학과
핵의학과전문의, 의학박사

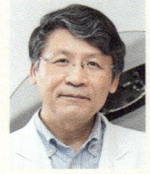

김태현

국립암센터 양성자치료센터
방사선종양학과전문의, 의학박사

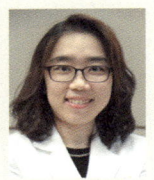

이현정

국립암센터 정신건강의학과
정신건강의학과전문의, 의학박사(수료)

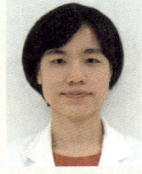

조현정

국립암센터 호스피스완화의료실
가정의학과전문의, 의학박사(수료)

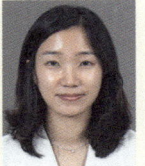

박아경

국립암센터 사회사업팀
의료사회복지사, 사회복지학석사

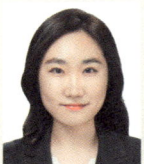

유민경

국립암센터 임상영양실
임상영양사, 보건학석사

췌장암 100문100답

초판 1쇄 인쇄	2021년 11월 18일
초판 1쇄 발행	2021년 11월 18일
지은이	국립암센터
펴낸이	서홍관
펴낸곳	국립암센터
등록일자	2000년 7월 15일
등록번호	일산 제116호
주소	경기도 고양시 일산동구 일산로 323
출판	031)920-1957
관리	031)920-1377
팩스	031)920-1959
대표전화	1588-8110
국가암정보센터	1577-8899
진료예약	031)920-1000
암예방검진센터	031)920-1212
홈페이지	www.ncc.re.kr
ISBN	978-89-92864-52-7 03510

잘못된 책은 구입하신 곳에서 교환해 드립니다.